Marvin Jung

Die Sterbehilfe in der Diskussion

Rechtliche Grundlagen und ethische
Aspekte nach dem zweiten Weltkrieg

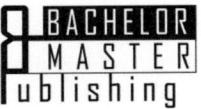

Jung, Marvin: Die Sterbehilfe in der Diskussion. Rechtliche Grundlagen und ethische Aspekte nach dem zweiten Weltkrieg, Hamburg, Bachelor + Master Publishing 2019
Originaltitel der Abschlussarbeit: Die Sterbehilfe in der Diskussion. Rechtliche Grundlagen und ethische Aspekte nach dem zweiten Weltkrieg

Buch-ISBN: 978-3-95993-080-2
PDF-eBook-ISBN: 978-3-95993-580-7
Druck/Herstellung: Bachelor + Master Publishing, Hamburg, 2019
Zugl. Fachhochschule Münster, Münster, Deutschland, Bachelorarbeit, Juni 2015

Bibliografische Information der Deutschen Nationalbibliothek:
Die Deutsche Nationalbibliothek verzeichnet diese Publikation in der Deutschen Nationalbibliografie; detaillierte bibliografische Daten sind im Internet über http://dnb.d-nb.de abrufbar.

© Bachelor + Master Publishing, Imprint der Bedey Media GmbH
Hermannstal 119k, 22119 Hamburg
http://www.bachelor-master-publishing.de, Hamburg 2019
Printed in Germany

Abstract

Die Begriffe rund um das Thema Sterbehilfe/ Euthanasie müssen eindeutig und gewissenhaft verwendet werden. Um die Formen der aktiven, passiven und indirekten Sterbehilfe, sowie des assistierten Suizids und der palliativen Begleitung trennscharf zu bestimmen, fordert der Nationale Ethikrat im Jahr 2006 neue Begriffe. Bereits in der Vergangenheit, besonders durch die Euthanasie im Nationalsozialismus, entstehen immer wieder Diskussionen um die Sterbehilfe. Unter Einbezug verschiedener Einflussfaktoren steht die Sterbehilfe auch aktuell zur Diskussion im Bundestag und in der Gesellschaft. Aufgrund der individuellen Ansichten der Parteien, sowie der heterogen und kontrovers diskutierten Sterbehilfe existiert im Bundestag kein Fraktionszwang, sodass noch im Jahr 2015 über vier fraktionsübergreifende Gesetzesvorschläge entschieden werden soll. Sowohl Befürworter als auch Gegner nutzen Argumente, um ihre Ansicht zu verteidigen. Es gilt abzuwarten, wie die Sterbehilfe zukünftig geregelt wird.

Inhaltsverzeichnis

Tabellen- und Abbildungsverzeichnis

Tabellen

Abbildungen

Abkürzungsverzeichnis

BGH	Bundesgerichtshof
BtMG	Betäubungsmittelgesetz
CDU	Christlich Demokratische Union
DGHS	Deutsche Gesellschaft für Humanes Sterben
FDP	Freie Demokratische Partei
GG	Grundgesetz
MDR	Mitteldeutscher Rundfunk
NS	Nationalsozialismus
SPD	Sozialdemokratische Partei Deutschlands
StGB	Strafgesetzbuch

1. Einleitung

„Die Würde des Menschen ist unantastbar. Sie zu achten und zu schützen ist Verpflichtung aller staatlichen Gewalt" (Art, 1 Abs. 1 GG). „Jeder hat das Recht auf die freie Entfaltung seiner Persönlichkeit, soweit er nicht die Rechte anderer verletzt und nicht gegen die verfassungsmäßige Ordnung oder das Sittengesetz verstößt" (Art. 2 Abs. 1 GG). Doch „was ist, wenn einen Menschen der Lebenswille verlässt? Wenn ihn unerträgliche Schmerzen quälen, ohne irgendeine Aussicht auf Heilung?" (Arens, 2014) und „wann darf ein Mensch sterben? Und wer darf darüber auf welcher Grundlage entscheiden?" (Jox, 2013). Diese Fragen wecken Emotionen und beschäftigen nicht nur die Politik. Auch in Familien und Krankenhäusern werden sie diskutiert. Jeder Mensch hat eine eigene Vorstellung von einem menschenwürdigen Sterbeprozess.

Die vorliegende Bachelorarbeit thematisiert die Sterbehilfe in der Diskussion. Der Autor beschäftigt sich mit rechtlichen Grundlagen sowie ethischen Aspekten der Sterbehilfe nach dem zweiten Weltkrieg. „Die kontroverse Diskussion um ethische und rechtliche Aspekte des ärztlichen Handelns am Lebensende beschäftigt Gesellschaft und Wissenschaft" (Schildmann, Dahmen & Vollmann, 2015, S. 34). Grund für die immer wieder aufflammende emotionale Diskussion um die Sterbehilfe ist der stetige Fortschritt der Medizin. Vor allem seit Mitte des 20. Jahrhunderts schreitet die Entwicklung in der lebensrettenden Akutmedizin kontinuierlich voran. Infolgedessen erweitert sich die medizinische Kompetenz zur Behandlung von Patienten. Immer mehr Tätigkeiten werden unter dem Begriff Sterbehilfe subsumiert und müssen geregelt werden (Jox, 2013). Ziel der Bachelorarbeit ist es, ein einheitliches Verständnis des Sterbehilfe-Komplexes zu fördern, einen Überblick über die geschichtliche Entwicklung der Sterbehilfe nach dem zweiten Weltkrieg zu geben und die aktuelle Sterbehilfe-Diskussion im Bundestag darzustellen. Da die Sterbehilfe aktuell diskutiert wird, bezieht sich der Autor auf die Ergebnisse des Literaturstudiums bis zum 17. Juni 2015.

Im folgenden Kapitel 2 bildet der Autor die im Kontext Sterbehilfe verwendeten Begriffe ab. Im ersten Schritt konzentriert er sich auf die in der Rechtswissenschaft bekannten Begriffe. Im zweiten Schritt werden neue Begriffe vorgestellt, die durch den Nationalen Ethikrat (2006, S. 2-5) für die aktuelle Sterbehilfe-Diskussion gefordert werden. Die begrifflichen Grundlagen betrachtet der Autor als notwendig, um ein einheitliches Verständnis für die weiteren Inhalte zu fördern. In Kapitel 3 wird die Geschichte der

Sterbehilfe nach dem Jahr 1945 dargestellt. Nach einer kurzen Zusammenfassung der Euthanasie im Nationalsozialismus als Anstoß für die weitere Diskussion führt der Autor die Chronologie der Sterbehilfe nach dem zweiten Weltkrieg auf. Er unterteilt die Historie in verschiedene Entwicklungsschritte. Im Anschluss werden in Kapitel 4 die Einflussfaktoren auf die Sterbehilfe-Diskussion erläutert. Aufgrund der Vielzahl beschränkt sich der Autor auf fünf immer wieder aufgegriffene Einflussfaktoren und erläutert sie weiterführend. In Kapitel 5 geht es um die aktuelle Diskussion der Sterbehilfe. Der Autor schildert die jüngste thematische Bundestagsdebatte unter Bezugnahme vier fraktionsübergreifender Vorschläge zur Neuregelung der Sterbehilfe und fasst die Einstellungen der deutschen Bevölkerung zum Thema Sterbehilfe zusammen. Eine kritische Auseinandersetzung des Autors mit den Ergebnissen der Literaturrecherche findet in Kapitel 6 statt. Hierzu werden sowohl Argumente für als auch Argumente gegen die Regelung der Sterbehilfe gegenübergestellt. Es folgt eine individuelle Stellungnahme des Autors. Zuletzt zieht der Autor ein Fazit.

In seiner Ausarbeitung verzichtet der Autor auf die Verwendung geschlechtsspezifischer Unterscheidungen. Er nutzt die männliche Form, um die Lesbarkeit zu wahren, meint jedoch jederzeit beide Geschlechter.

2. Begriffsbestimmungen und deren rechtliche Einordnungen in Deutschland

Oft werden in Deutschland die Begriffe rund um das Thema Sterbehilfe „beliebig und daher nicht selten fehlerhaft verwendet und durcheinandergeworfen" (Wüller, Krumm, Hack & Reineck-Bracke, 2014, S. 190). Um ein einheitliches Verständnis der im Kontext Sterbehilfe verwendeten Begriffe zu schaffen, beginnt der Autor seine Ausarbeitung mit den Begriffsbestimmungen und deren rechtlichen Einordnungen in Deutschland. Um einen Überblick über die Begriffe und deren rechtliche Tragweite abzubilden, erstellt der Autor in Kapitel 2.3 eine Tabelle.

2.1 Sterbehilfe – Euthanasie

Der Begriff Sterbehilfe setzt sich aus zwei Komponenten zusammen. Einerseits bedeutet Sterben das langsame oder rasche Erlöschen der lebenserhaltenden Körperfunktionen bis hin zum Tod (Wied & Warmbrunn, 2007, S. 709). Wied und Warmbrunn (2007, S.709) beziehen sich in ihrer Ausführung auf verschiedene Sterbephasen. Nach ihrer Definition beginnt das Sterben, wenn eine nicht heilbare Erkrankung vorliegt. Andererseits beschreibt eine Hilfeleistung die körperliche (physische) oder geistig-mentale (psychische) Unterstützung einer Person. Sie kann aktiv durch eigenständiges oder gemeinschaftliches Handeln geleistet werden. Auch das Unterlassen einer Maßnahme kann eine Hilfestellung darstellen (Wied & Warmbrunn, 2007, S. 761-762). Weit gefasst meint Sterbehilfe somit alle unterstützenden Maßnahmen im Sterbeprozess, die das Ziel eines würdevollen Todes haben.

Der Begriff Euthanasie leitet sich aus dem Griechischen ab, wobei „eu" für gut/ schön und „thánatos" für den Tod steht. „Der gute (schöne) Tod" intendiert wörtlich einen würdevollen Ausgang des Sterbeprozesses. Euthanasie greift die Maßnahmen der Sterbehilfe auf. Durch den euphemistischen Gebrauch in der Zeit des Nationalsozialismus (siehe Kapitel 3.1) ist der Begriff negativ belastet. Frieß (2010, S. 12-29) unterscheidet vier Formen der Sterbehilfe, die der Autor nachfolgend in den Kapiteln 2.1.1-2.1.4 weiter ausführt.

2.1.1 Aktive Sterbehilfe

Die aktive Sterbehilfe setzt voraus, dass der Sterbende seinen Willen zum Sterben unmissverständlich äußert. Der Sterbewunsch muss nachweislich über einen längeren Zeitraum bestehen und vor Ärzten geäußert werden. Bei der aktiven Sterbehilfe geht es darum, das Leben vorzeitig zu beenden und den Tod aktiv herbeizuführen. Hierzu verabreicht ein Arzt beispielsweise bestimmte Medikamente, die atmungs- sowie kreislaufdepressiv wirken. Durch diese Medikamente verliert der Patient zunächst das Bewusstsein und hört anschließend auf zu atmen, sodass der Tod bei unterlassener Hilfeleistung nach kurzer Zeit eintritt (Frieß, 2010, S. 22). Die aktive Sterbehilfe ist in Deutschland nach § 216 StGB strafbar. Für den Täter wird eine Freiheitsstrafe zwischen fünf Monaten und sechs Jahren gefordert. Bereits der Versuch der aktiven Sterbehilfe ist strafbar.

2.1.2 Passive Sterbehilfe

Bei der passiven Sterbehilfe wird das Leben verkürzt, indem eine laufende Therapie nicht fortgesetzt oder eine neue Therapie nicht begonnen wird (Frieß, 2010, S. 16). Passive Sterbehilfe liegt beispielsweise vor, wenn sich ein sterbender Patient im Falle einer Pneumonie gegen ein Antibiotikum entscheidet, sich durch die nicht behandelte Pneumonie die Infektion verstärkt und der Eintritt des Todes somit beschleunigt wird. Zusätzlich versteht Frieß (2010, S. 17-18) unter passiver Sterbehilfe exemplarisch das Absetzen der enteralen Ernährung über eine Magensonde von Komapatienten. Er betont jedoch ausdrücklich, dass das Beenden einer künstlichen Ernährung immer wieder zu einem „Fokus öffentlichen Interesses" (Frieß, 2010, S. 17) wird. Fälle, in denen es darum geht, eine künstliche Ernährung abzubrechen, geraten immer wieder an die Öffentlichkeit und werden häufig vor Gerichten diskutiert. Der Abbruch von Behandlungen stellt ein Unterlassen durch aktives Tun (BGH vom 25. Juni 2010, Az. 2 StR 454/09 - NJW 2010, 2963) dar. Grundvoraussetzung hierfür ist die irreversible Suizidunfähigkeit. Das heißt, der Patient kann sich nicht selbst suizidieren, sodass die Tatherrschaft bei einem Therapieabbruch auf eine andere Person übergeht. Sofern der tatsächliche Wille eines Patienten besagt, dass jene Therapie nicht begonnen oder eine angefangene Therapie vorzeitig beendet werden soll, ist die passive Sterbehilfe in Deutschland grundsätzlich legal und somit straffrei. Problematisch wird die passive Sterbehilfe bei Patienten, die ihren Willen aufgrund einer Bewusstlosigkeit o.Ä. nicht klar äußern können. In solchen

Fällen wird die Relevanz von Patientenverfügungen besonders deutlich und es werden neue Diskussionen aufgeworfen (Wüller et al., 2014, S. 191).

2.1.3 Indirekte Sterbehilfe

Eine indirekte Sterbehilfe liegt zugrunde, wenn eine notwendige medizinische Behandlung mit der Nebenwirkung eines schnelleren Todeseintritts einhergeht. Das Herbeiführen des schnelleren Todeseintritts ist nicht erwünscht, wird jedoch als Folge einer Behandlung in Kauf genommen. Patienten, die in ihrer letzten Lebensphase unter starken Schmerzen leiden, erhalten beispielsweise ein Morphin zur Symptombehandlung. Dieses Betäubungsmittel hat die Nebenwirkung einer Atemdepression und Sedierung. Aufgrund der eintretenden Nebenwirkungen versterben Patienten schneller, Symptome werden jedoch gelindert (Frieß, 2010, S. 19). Kuhse (1994, S. 118) beschreibt den Zusammenhang zwischen dem Todeseintritt durch die Erkrankung und dem Todeseintritt durch die Nebenwirkung eines Medikamentes als „double effect".

Die Abgrenzung der indirekten Sterbehilfe zur aktiven Sterbehilfe ist in der Theorie eindeutig. Der Unterschied liegt in dem Ziel der Symptombehandlung. In der beruflichen Praxis ist die Differenzierung nicht immer leicht. Frieß (2010, S. 20-21) erklärt, dass der behandelnde Arzt häufig der Arzt ist, der im Todesfall den Totenschein unterzeichnet. Somit ist nicht immer transparent, ob er ein Medikament zur reinen Symptombehandlung verabreicht oder ob der Patient ihn zuvor um aktive Sterbehilfe gebeten hat. Sofern die reine Symptombehandlung im Vordergrund der medizinischen Behandlung steht, ist die indirekte Sterbehilfe straffrei.

2.1.4 Assistierter Suizid

Frieß (2010, S. 22-23) schildert, dass ein assistierter Suizid vorliegt, wenn eine Person einem Sterbewilligen die Materialien zur Selbsttötung vorbereitet und bereitstellt. Die eigentliche Handlung, die zum Tod führt, wird durch den Suizidenten selbst vollzogen. Somit liegt die Tatherrschaft bei dem Sterbewilligen. Ein Beispiel ist das Zubereiten einer tödlichen Dosis von Medikamenten und die Herausgabe an den Sterbewilligen, der die Medikamente anschließend selbst einnimmt. Wird eine Beihilfe zum Suizid geleistet, droht grundsätzlich keine Strafe. Nach § 27 Abs. 1 StGB ist eine Beihilfe nur dann strafbar, wenn die Haupttat rechtswidrig ist. Ein Suizid gilt in Deutschland als nicht rechtswidrig, sodass auch die Beihilfe straffrei ist. Diesen Zusammenhang bezeichnet die Rechts-wissenschaft mit dem „Akzessorietätsprinzip" (Gavela, 2013, S. 15-16). Voraussetzung ist, dass der Sterbewillige der Beihilfe zustimmt. Davon abzugrenzen sind Tötungsdelikte nach § 211 StGB (Mord) sowie § 212 StGB (Totschlag).

Thiele (2010, S. 16-17) und die Deutsche Stiftung Patientenschutz (2015) differenzieren einen ärztlich assistierten von einem nicht-ärztlich assistierten Suizid. Borasio, Jox, Taupitz und Wiesing (2014, S. 12-13) greifen die Problematik auf, dass der ärztlich assistierte Suizid nicht bundeseinheitlich geregelt ist. Während die Bundesärztekammer den ärztlich assistierten Suizid in § 16 der (Muster-) Berufsordnung für die in Deutschland tätigen Ärztinnen und Ärzte (Stand 2011) verbietet, übernehmen nur 10 von 17 Landesärztekammern dieses Verbot. Sechs Landesärztekammern (Baden-Württemberg, Bayern, Berlin, Rheinland-Pfalz, Sachsen-Anhalt, Schleswig-Holstein) erlauben den ärztlich assistierten Suizid. „Westfalen-Lippe wählt einen Zwischenweg: Ärzte sollen keine Hilfe zur Selbsttötung leisten" (Borasio et al., 2014, S. 13). Neben der bundesuneinheitlichen Regelung heißt es, dass ein Arzt aufgrund seiner Garantenstellung der Verpflichtung zum Tätigwerden nachkommen muss, sofern ein Mensch Hilfe benötigt. Spätestens bei Eintreten der Bewusstlosigkeit müsste ein Arzt dem Patienten helfen. Andernfalls tritt § 13 StGB („Begehen durch Unterlassen") in Kraft. Über das Strafmaß entscheidet dann das jeweilige Gericht. Auch Angehörige oder näherstehende Personen sind nach § 323c StGB zur Hilfeleistung verpflichtet. Die unterlassene Hilfeleistung kann mit einer Geldstrafe oder einer Freiheitsstrafe bis zu einem Jahr geahndet werden. Insgesamt sind die Straffreiheit des assistierten Suizids und die mögliche Strafverfolgung aufgrund eines Unterlassungsdeliktes paradox zu betrachten (Birnbacher, 2010, S. 18). Ergänzend zu der grundsätzlich herrschenden Garantenstellung des Arztes und der Angehörigen möchte der Autor festhalten, dass der ausdrückliche Patientenwille im Vordergrund steht und berücksichtigt werden muss. Fälle, in denen ein Patient äußert, dass er keine lebensverlängernden oder -erhaltenden Maßnahmen erhalten möchte und bei Anwesenheit des Arztes oder Dritter einen Suizid vollzieht, werden als grenzwertig beschrieben (Gavela, 2013, S. 44-46).

Neben den komplexen Zusammenhängen sind auch Verstöße gegen das Betäubungs-mittelgesetz strafbar. Nach § 30 Abs. 1 S. 3 BtMG wird niemand unter zwei Jahren Freiheitsstrafe bestraft, der „Betäubungsmittel abgibt, einem anderen verabreicht oder zum unmittelbaren Verbrauch überläßt [sic!] und dadurch leichtfertig dessen Tod verursacht".

Sofern Angehörige dem Sterbewilligen ein Betäubungsmittel beschaffen, tritt § 29 Abs. 1 Nr. 1 BtMG in Kraft. Ausschlaggebend ist das unerlaubte Beschaffen des Medikamentes sowie dessen Abgabe an eine andere Person. Daneben verweist § 29 Abs. 1 S. 6a BtMG auf § 13 Abs. 1a S. 1, 2 BtMG. Es heißt, dass der Arzt dem Patienten nur insofern Betäubungsmittel verschreiben darf, dass ein Dreitagesbedarf gesichert ist. Ein Verstoß wird mit einer Freiheitsstrafe bis zu fünf Jahren oder einer Geldstrafe geahndet (Gavela, 2013, S. 49-51). Im Rahmen des assistierten Suizids fällt der BGH im Jahre 2001 ein Urteil (BGH vom 07. Februar 2001, Az. 5 StR 474/00), in dem es heißt, dass die beschriebenen Strafbarkeiten im Rahmen des Betäubungsmittelgesetzes wegfallen, wenn eine Beihilfe zu einem freiverantwortlichen Suizid geleistet wird. Aufgrund komplexer Zusammenhänge und eines fehlenden Gesetzes zur Regelung des assistierten Suizids bleibt bei allen Betroffenen eine „Rechtsunsicherheit" (Borasio et al., 2014, S. 30) bestehen.

2.1.5 Palliative Begleitung

Bei der palliativen Begleitung geht es um die Befriedigung der „psychischen, körperlichen, sozialen, juristischen, pflegerischen und medikamentösen Bedürfnisse" (Frieß, 2010, S. 15) eines Patienten. Auch wenn sich die Ansichten von Befürwortern und Gegnern der Sterbehilfe unterscheiden, bleiben drei zentrale Forderungen in jeder Hinsicht bestehen: Ein würdevolles Sterben, kein unnötiges Leiden und der Respekt vor dem Willen des Sterbenden (Frieß, 2010, S. 14). Die palliative Begleitung umfasst alle Maßnahmen, die die drei genannten Forderungen berücksichtigen. Hospizeinrichtungen bieten eine gute Möglichkeit der palliativen Begleitung. Es geht um eine psychisch-seelsorgerische Unterstützung und eine bedarfsgerechte medizinisch-pflegerische Versorgung sterbender Patienten und deren Angehöriger (Frieß, 2010, S. 14-16). Frieß (2010, S. 16-17) hebt die Zuwendung als einen zentralen Aspekt der palliativen Begleitung hervor. Im Hinblick auf die bereits in den Kapiteln 2.1.1-2.1.4 beschriebenen Formen der Sterbehilfe ist die Zuwendung zum Patienten ein grundsätzlicher Bestandteil, sodass die palliative Begleitung nicht nur straffrei, sondern wünschenswert ist.

2.2 Neue Begriffe

Wohl wissend, dass in der Rechtswissenschaft weiterhin die traditionellen Begriffe (siehe Kapitel 2.1) verwendet werden, möchte der Autor hinsichtlich der aktuellen Sterbehilfe-Diskussion die neuen Begriffe verdeutlichen.

Der Nationale Ethikrat (2006, S. 2-5) fordert im Jahr 2006 die Einführung neuer Begriffe zur Diskussion der Sterbehilfe, um die negative Besetzung der Euthanasie, sowie die irreführende Verwendung der Begrifflichkeiten außer Kraft zu setzen. Ziel des Nationalen Ethikrates (2006, S. 3) ist eine angemessene Beschreibung sowie Unterscheidung der verschiedenen Terminologien. Wüller et al. (2014, S. 190-193) greifen die neuen Terminologien auf und fassen die Erläuterungen zur Sterbehilfe zusammen.

2.2.1 Tötung auf Verlangen

Die sogenannte Tötung auf Verlangen ersetzt die Terminologie der aktiven Sterbehilfe (Kapitel 2.1.1). Der Nationale Ethikrat (2006, S. 5) beschreibt die bereits in Kapitel 2.1.1 aufgeführten Inhalte und fordert die Beibehaltung der Strafbarkeit nach dem Strafgesetzbuch. Inhaltlich sind die Ausführungen des Nationalen Ethikrats und die Begriffsbestimmung der aktiven Sterbehilfe identisch.

2.2.2 Sterbenlassen

Das Sterbenlassen beruht auf den Maßnahmen der passiven Sterbehilfe (Kapitel 2.1.2). Der Nationale Ethikrat (2006, S. 5) betont, dass jeder Mensch das Recht hat, eine eigene Entscheidung zu seiner Behandlung fällen zu können. Besonders wenn es um medizinische Maßnahmen geht, die einen Einfluss auf das Leben haben, muss jeder Mensch seinen freien Willen durchsetzen können. Sofern der tatsächliche Wille nicht ermittelt werden kann, sollten Mediziner abwägen, inwiefern die Therapie eine Aussicht auf Erfolg hat. Ist die Therapie aussichtslos und wird deswegen eine medizinische Behandlung unterlassen oder abgebrochen, sollten keine strafrechtlichen Sanktionen folgen. Somit sind das Unterlassen oder das vorzeitige Beenden einer medizinischen Behandlung bei vorliegender Patienteneinwilligung nach der Forderung des Nationalen Ethikrats (2006, S. 5) straffrei.

2.2.3 Therapie am Lebensende

In der letzten Lebensphase geht es darum, belastende Symptome zu lindern, auch wenn die palliativmedizinische Behandlung mit Medikamenten eine lebensverkürzende Nebenwirkung zur Folge hat. Der Nationale Ethikrat (2006, S. 3) erörtert, dass der Begriff der indirekten Sterbehilfe (Kapitel 2.1.3) nicht passend ist, da die eigentliche Behandlung nicht auf das Sterben und den Tod abzielt. Eine Therapie am Lebensende beschreibt das eigentliche Ziel und die Therapie zur Symptomlinderung steht im Mittelpunkt. Der

Sterbeprozess sollte unter „menschenwürdigen Bedingungen" (Nationaler Ethikrat, 2006, S. 5) ablaufen. Hierzu zählen die Bekämpfung von belastenden Symptomen und die unbedingte Berücksichtigung des Patientenwillens. Handelt ein Arzt zum Wohle des Patienten und gewährleistet er durch seine medizinische Behandlung eine höchstmögliche Lebensqualität, sollten Therapien am Lebensende straffrei sein (Nationaler Ethikrat, 2006, S. 5).

2.2.4 Beihilfe zur Selbsttötung

Die Beihilfe zur Selbsttötung umfasst alle Maßnahmen, die einen Suizidenten bei der Vorbereitung oder Durchführung der Selbsttötung unterstützen. Sie umfasst die Inhalte des assistierten Suizids (Kapitel 2.1.4). Der Nationale Ethikrat (2010, S. 5) führt im ersten Schritt seiner Stellungnahme auf, dass es nicht das Ziel ist, Patienten in jeder Hinsicht bei der Selbsttötung zu unterstützen. Im Vordergrund steht die Unterstützung der Patienten bei der Eröffnung neuer Lebensperspektiven. Sollte der Wunsch nach einer Selbsttötung auch nach einer ausführlichen Entscheidungsfindung bestehen, sollten sowohl Ärzte als auch Angehörige im Falle einer Beihilfe keiner Strafverfolgung unterliegen. Voraussetzung ist, dass die Suizidenten schwer erkrankt sind und der Eintritt des Todes absehbar ist. Im Rahmen der Straflosigkeit der Beihilfe zur Selbsttötung durch nahestehende Personen sind sich die Mitglieder grundsätzlich einig. Dahingegen besteht noch „Rechtsunsicherheit" (Borasio et al., 2014, S. 30) bei der ärztlich assistierten Beihilfe zur Selbsttötung. Die Mitglieder des Nationalen Ethikrats diskutieren, inwiefern Ärzte eine Zulassung zur Suizidbeihilfe erhalten sollen. Die Meinungen reichen von der Auffassung, dass es Ärzten erlaubt sein sollte, leidenden Menschen bei der Selbsttötung zu helfen bis hin zu einem Widerspruch zum ärztlichen Berufsethos, sodass die ärztliche Beihilfe zur Selbsttötung nicht zugelassen werden sollte.

2.2.5 Sterbebegleitung

Ansatzpunkt der Sterbebegleitung ist die nach Frieß (2010, S. 14-16) beschriebene palliative Begleitung (Kapitel 2.1.5). Die Sterbebegleitung umfasst die Versorgung und Betreuung von Patienten, die sich bereits im Sterbeprozess befinden. Ziel ist ein würdevolles Sterben, bei der der Symptomkontrolle eine besonders hohe Bedeutung zukommt, um die bestmögliche Lebensqualität sterbender Patienten zu gewährleisten (Nationaler Ethikrat, 2006, S. 5). Die Lebensqualität, so der Nationale Ethikrat (2006, S.

5), hat einen höheren Stellenwert als die Lebensverlängerung. Somit sollten alle palliativen Maßnahmen zur Erhaltung der bestmöglichen Lebensqualität zugelassen werden, ohne dass Ärzte und Angehörige eine Strafe befürchten müssen. Um eine interdisziplinäre und ganzheitliche Versorgung sterbender Patienten zu ermöglichen, bedarf es einem Ausbau von Fort- und Weiterbildungsmöglichkeiten für Ärzte und Pflegende. Daneben fordert der Nationale Ethikrat (2006, S. 5) eine arbeitsrechtliche Neuregelung für Angehörige sterbender Patienten. Sie sollten als nahestehende Personen von der Arbeit freigestellt werden dürfen, um die Begleitung eines sterbenden Angehörigen wahrnehmen zu können.

2.3 Zusammenfassung

Um die Ergebnisse des zweiten Kapitels übersichtlich und zusammenfassend zu visualisieren, erstellt der Autor die Tabelle 1 auf der folgenden Seite. Sie vergleicht die Formen der Sterbehilfe und gewährleistet eine rechtliche Einordnung. Die Inhalte der Tabelle sind auf die vorherigen Ausarbeitungen und deren Literaturquellen zurückzuführen. Zur besseren Lesbarkeit ist die Tabelle im Querformat dargestellt.

Tabelle 1: Formen der Sterbehilfe und deren rechtliche Einordnungen (eigene Erstellung)

Alte Bezeichnung	Neue Bezeichnung	Zulässigkeit	Strafbarkeit	Bemerkung
Aktive Sterbehilfe	Tötung auf Verlangen	nein	§ 216 StGB	• Freiheitsstrafe: fünf Monate bis sechs Jahre • Versuch ist strafbar
Passive Sterbehilfe	Sterbenlassen	ja	nein	• häufige Diskussionen bei Absetzen einer bereits begonnen künstlichen Ernährung bei bspw. Komapatienten • hohe Bedeutung einer Patientenverfügung für Patienten, die ihren Willen nicht mehr klar äußern können
Indirekte Sterbehilfe	Therapie am Lebensende	ja	nein	• Symptombehandlung muss im Vordergrund stehen, um eine Abgrenzung zur aktiven Sterbehilfe zu gewährleisten

Assistierter Suizid	Beihilfe zur Selbsttötung	grundsätzlich ja	grundsätzlich nein	• Akzessorietätsprinzip
				• Differenzierung in den ärztlich und nicht-ärztlich assistierten Suizid
				• keine bundeseinheitliche Regelung des ärztlich assistierten Suizids
				• Verstoß gegen das Betäubungsmittelgesetz ist strafbar:
				  ○ § 29 Abs. 1 S. 1, 6a BtMG
				  ○ § 13 Abs. 1a S. 1, 2 BtMG
				• Unterlassungsdelikt ist strafbar:
				  ○ § 13 StGB „Begehen durch Unterlassen"
				  ○ § 323c StGB „Unterlassene Hilfeleistung"

Palliative Begleitung	Sterbebegleitung	ja	nein	• beschreibt die Zuwendung zum Patienten als Teil aller Sterbehilfeformen

3.   Geschichte der Sterbehilfe in Deutschland nach 1945

In Kapitel 3 stellt der Autor die Chronologie der Sterbehilfe nach 1945 dar. Bevor er mit der Sterbehilfe-Diskussion in der Nachkriegszeit beginnt, fasst der Autor die Euthanasie im Nationalsozialismus als Anstoß für die weitere Diskussion zusammen. Im Anschluss an die Nachkriegszeit geht es um die Sterbehilfe in den 1970er und in den 1980er sowie 1990er Jahren. Um die Entwicklungen in den 1990er Jahren darzustellen, veranschaulicht der Autor seine Ausführungen mithilfe von vier Rechtsprechungen. Zur Übersicht der geschichtlichen Entwicklung visualisiert der Autor die Geschehnisse nach 1945 in Form eines Zeitstrahls in Kapitel 3.5.

3.1 Anstoß für die Sterbehilfe-Diskussion nach 1945: Euthanasie im Nationalsozialismus

In der Zeit des Nationalsozialismus wird die Euthanasie in einen Zusammenhang mit der Eugenik gebracht. Die Euthanasie unterliegt einer eugenischen Bedeutung. Durch die Morde im Nationalsozialismus zur Auslöschung „unerwünschter Existenzen" (Zülicke, 2005, S 46) im Rahmen der Rassenhygiene ist der Begriff Euthanasie noch heute negativ besetzt. In den Jahren um den zweiten Weltkrieg geht es nicht um einen „guten (schönen) Tod" (Kapitel 2.1), vielmehr geht es um eine aktive Sterbehilfe gegen den Willen des Betroffenen. Es soll die „nordische, arische oder germanische Rasse" (Zülicke 2005, S. 57) gestärkt werden. Ziel ist die Reinhaltung des deutschen Volkes. Die Nationalsozialisten erstellen Vernichtungspläne, in denen die Ermordungen eines „lebensunwerten Lebens" (zurückzuführen auf Binding & Hoche, 1920) systematisch geplant werden. Nach Hohendorf (2013, S. 73) sind der Reichsleiter Bouhler und der Arzt Dr. med. Brandt dafür verantwortlich, Ärzte auszuwählen, die den Krankheitszustand von Menschen beurteilen. Die ausgewählten Ärzte erlangen die Befugnis, Patienten dem „Gnadentod" (Hohendorf, 2013, S. 73) zuzuführen. Hitler ist sich zu diesem Zeitpunkt nicht sicher, inwiefern das Vorgehen Zustimmung oder Ablehnung in der deutschen Bevölkerung findet. Folge dessen gibt es keine gesetzliche Regelung zur Ermordung eines „lebensunwerten Lebens" (zurückzuführen auf Binding & Hoche, 1920). Die Nationalsozialisten propagieren für die „Reinigung des deutschen Volkskörpers" (Hohendorf, 2013, S. 74) und rechtfertigen ihr Vorgehen öffentlich durch den Krieg als Notsituation sowie den Mord als Gnadenakt. Die Lebenserhaltung minderwertiger Menschen stellt eine gesellschaftlich-ökonomische

Belastung dar. Die Organisationszentrale der Massenmorde befindet sich in der Tiergarten-straße 4 in Berlin. Aus diesem Grund wird die organisierte Tötung als „T4-Aktion" (Hohendorf, 2013, S. 74-75/ 87) bezeichnet, bei der bereits von Januar 1940 bis August 1941 ca. 70 000 - 100 000 Menschen getötet werden (Fittkau & Gehring, 2008). Erst als im August 1941 Unruhe und Skepsis in der Bevölkerung aufkommt, stoppt Hitler alle Euthanasieprogramme (Hohendorf, 2013, S. 87). Nach seinem Aufruf, alle Euthanasie-aktionen zu unterlassen, wird unter Ausschluss der öffentlichen Bekanntgabe weiter gemordet. Zülicke (2005, S. 59) bezeichnet die geheime Ermordung der Menschen als „wilde Euthanasie", durch die ein Anstieg der Gesamtmorde bis 1945 auf ca. 200 000 Opfer beschrieben wird (Aly, 2013, S. 9).

Aufgrund der beschriebenen Ereignisse wird die Zeit des Nationalsozialismus als „staatsrassistische Phase" (Fittkau & Gehring, 2008) und als ein prägendes Ereignis der Euthanasie/ Sterbehilfe beschrieben. Die Zeit des Nationalsozialismus wird immer wieder in aktuellen Diskussionen aufgegriffen, sodass eine weitere gesetzliche Regelung der Sterbehilfe in der Bundesrepublik Deutschland nicht selten Ablehnung findet (Schneider & Toyka-Seid, 2013).

3.2 Sterbehilfe in der Nachkriegszeit

In der Nachkriegszeit dominiert das Schweigen über Euthanasie und Sterbehilfe-programme. Vor den Gerichten gilt nach wie vor, dass die „Vernichtung eines lebens-unwerten Lebens" (zurückzuführen auf Binding & Hoche, 1920) den Tatbestand des Mordes darstellt und somit zu bestrafen ist. Aus diesem Grund werden Taten, zu denen ausreichende Beweise vorliegen, vor Gerichten verhandelt (Benzenhöfer, 2009, S. 118-122). So findet beispielsweise 1947 vor dem Landgericht in Dresden eine Verurteilung mehrerer Angeklagten aus der Tötungsanstalt Pirna-Sonnenstein und Großschweidnitz statt. Trotz des vorherrschenden Schweigens über die Euthanasie im Nationalsozialismus werden vor allem Berichte, die im Zusammenhang mit den Nürnberger Ärzteprozessen stehen, publiziert. „Das Diktat der Menschenverachtung" von Mitscherlich und Mielke (1947) soll im Jahre 1947 ein realistisches Bild der „Kranken- und Behindertentötungen" (Benzenhöfer, 2009, S. 119) widerspiegeln und das Ansehen der Ärzte möglichst aufrechterhalten. Im Jahre 1948 ändert sich die Beurteilung der Tötungen aus der NS-Zeit. Die „Vernichtung lebensunwerten Lebens" (zurückzuführen auf Binding & Hoche, 1920) stellt nicht mehr den Tatbestand des Mordes dar. Aufgrund der Ansicht, dass das Handeln der Angeklagten unter der Führung Hitlers unvermeidbar ist, sprechen die Juristen ab 1948 von Totschlagsdelikten (Hohendorf, 2013, S. 132-133). Somit wird 1949 das Strafverfahren gegen den Pädiater Catel abgelehnt. Catel ist Gutachter für Kinder mit „erb- und anlagebedingten Leiden" (Hohendorf, 2013, S. 132) und Verantwortlicher für die Kindereuthanasie (Benzenhöfer, 2009, S. 121-122). Durch eine Revisionsentscheidung des Bundesgerichtshofes im Jahre 1960 folgen weitere Verfahrenseinstellungen. Wie es den Opfern des Nationalsozialismus mit dieser Entscheidung geht, wird nicht berücksichtigt. Im Gegenteil: ab dem Jahr 1955 erhalten Gutachter der T4-Aktionen neue Positionen in psychiatrischen Anstalten. Der Pädiater Catel erhält 1959 eine Professur für Kinderheilkunde. Dieses Vorgehen verursacht Proteste in der Bevölkerung und bedingt viele Diskussionen in der Presse (Hohendorf, 2013, S. 134-136). Die deutsche Bevölkerung verliert folglich das Vertrauen in die Psychiatrie. Erschwerend für das derzeitige Ansehen der Psychiatrie ist das vorherrschende Schweigen und Verdrängen der Taten im Nationalsozialismus. Das Thema Euthanasie wird noch immer in der Öffentlichkeit, bis auf einzelne Berichterstattungen, als Tabu-Thema angesehen (Hohendorf, 2013, S. 136). Die Bevölkerung wird nicht über die Taten aufgeklärt. Erst Mitte der 1960er Jahre flammen die Diskussionen um das Thema Sterbehilfe wieder auf. Grund ist der intensivmedizinische Fortschritt. Publikationen über die Wirksamkeit der Mund-zu-Mund-Beatmung, der extrakorporalen Herzdruckmassage und der Langzeit-beatmung führen zu diversen Stellungnahmen hinsichtlich ethischer Fragen in der damals modernen Medizin (Benzenhöfer, 2009, S. 125-126). Die Ärzteschaft lehnt jede Art der Sterbehilfe ab. Sie stützt sich auf Prinzipien wie die Fürsorge und die Heiligkeit des Lebens. Ebenso vertreten die Kirchen die Meinung, dass ein aktives Herbeiführen des Todes verboten sein sollte. Prägend für die katholische Kirche ist die Rede von Papst Pius XII. Jede Form von aktiver Sterbehilfe ist seiner Meinung nach verboten, „weil man sich dann anmaße, direkt über das Leben zu verfügen. Hinter dem Verbot stehe ein Grundprinzip der natürlichen und der christlichen Moral, daß [sic!] der Mensch nicht Herr und Besitzer, sondern nur Nutznießer seines Lebens und seines Daseins ist" (Lohmann, 1975, S. 101). Dahingegen besteht Konsens über die heutige passive Sterbehilfe. Der Verzicht oder der Abbruch einer (intensivmedizinischen) Therapie ist seit dem Ende der 1950er Jahren unter bestimmten Umständen zulässig. Neben wenigen Ausnahmen werden die Diskussionen, bezüglich aktiver oder passiver Sterbehilfe, bis zu den 1970er Jahren unter Ausschluss der Gesellschaft geführt (Benzenhöfer, 2009, S. 126).

3.3 Sterbehilfe in den 1970er Jahren

Die 1970er Jahre werden von Fittkau und Gehring (2008) als liberale Phase beschrieben und stehen nach Benzenhöfer (2009, S. 125) für die „Enttabuisierung" der Sterbehilfe-Diskussionen.

Deutsche Journalisten berichten 1973 über einen Fall der aktiven Sterbehilfe in Holland. Dort verabreicht die Ärztin Postma-van Boven ihrer Mutter überdosiertes Morphin, um sie nach einem Apoplex mit schwerwiegenden Folgen zu töten. Nach ihrer Verurteilung zu einer Woche Freiheitsstrafe (als symbolische Verurteilung) schreiben Befürworter der aktiven Sterbehilfe Artikel für deutsche Zeitschriften. Das ist der Ausgangspunkt für die „Enttabuisierung" (Benzenhöfer, 2009, S. 125) des Euthanasiethemas. Der Autor Peter Grubbe erklärt 1973 in seinem Bericht „Sterbehilfe. 200 Milligramm Morphium in die Vene" als Erster, dass es nicht mehr nur um die Verlängerung des Lebens geht, sondern vielmehr um die Verlängerung des Leidens durch den medizinischen Fortschritt. Nach seiner Publikation folgen weitere Veröffentlichungen, die den Wunsch nach einer Legalisierung der aktiven Sterbehilfe deutlich machen. Ebenso erfolgt 1973 die erste offizielle Meinungsumfrage in der deutschen Bevölkerung. Ihr zufolge plädieren 52% der deutschen Bevölkerung für den „Gnadentod auf Wunsch" (Lohmann, 1975, S. 18). Trotz reger Diskussionen in Zeitschriften und öffentlichen Stellungnahmen findet keine Gesetzesänderung auf Regierungsebene statt.

Im Jahr 1976 wird in der EU das Thema Sterbehilfe diskutiert. Dieser Diskussion entstammt eine Verabschiedung einer Empfehlung durch den Europarat. In der Empfehlung heißt es, dass der Wille eines Patienten im Vordergrund steht. Die Lebensverlängerung sollte nicht als oberstes medizinisches Ziel gesehen werden. Aber auch die Beschleunigung des natürlichen Sterbeprozesses darf nicht Inhalt einer medizinischen Handlung sein (Benzenhöfer, 2009, S. 129). Im Jahr 1977 diskutieren deutsche Politiker, überwiegend der FDP und CDU, die Regelung der Sterbehilfe in der Schweiz. Inhalt der Diskussion ist, ob Deutschland den Regelungen der Schweiz folgen soll. In der schweizerischen Richtlinie steht der Patientenwille an oberster Stelle. Bei urteilsfähigen Patienten hat dies zur Folge, dass Therapien und Behandlungen durch den Patienten abgelehnt werden können. Bei nicht-urteilsfähigen Patienten sollen der mutmaßliche Wille und die Tatsache einer infausten Prognose ermittelt werden, um die medizinischen Möglichkeiten für eine bestmögliche Behandlung zu bestimmen. Als grundlegend neue Ansicht greift die Richtlinie zur Sterbehilfe in der Schweiz die Symptomlinderung auf. Es heißt, dass der Arzt die Beschwerden von Patienten lindern und zugleich nicht alle lebenserhaltenden Maßnahmen anwenden muss (Benzenhöfer, 2009, S. 129-130). Diese Erläuterung ist die Grundlage für die Regelung der passiven und indirekten Sterbehilfe (Kapitel 2.1.2 & 2.1.3). Den dargestellten Regelungen wird in Deutschland auch in den darauffolgenden Jahren 1978 und 1979 eine hohe Aufmerksamkeit geschenkt. Im Juni 1978 verweist ein FDP-Politiker während einer Fragerunde im Bundestag auf die genannte Richtlinie. Die Bundestagsabgeordneten nehmen den zunehmenden Druck der Politiker und der Ärzteschaft wahr. Bereits im April 1979 verabschiedet die Bundesärztekammer Richtlinien für die Sterbehilfe in Deutschland (Benzenhöfer, 2009, S. 130-132). Inhaltlich ist sie nahezu identisch mit dem schweizerischen Regelwerk. Die Richtlinie beinhaltet sowohl Regelungen zur passiven als auch zur indirekten Sterbehilfe. Die aktive Sterbehilfe bleibt verboten (Koch, 1991, S. 41).

3.4 Sterbehilfe in den 1980er und 1990er Jahren

In den 1980er Jahren erreicht die Sterbehilfe-Diskussion einen weiteren Höhepunkt. Die Zeit ist durch die konkrete Aufarbeitung der Taten im Nationalsozialismus geprägt. Es bilden sich verschiedene Initiativen, die meist den Mitarbeitern psychiatrischer Kliniken entstammen. 1983 formieren sie sich zu einem „Arbeitskreis zur Erforschung der NS-Euthanasie" (Hohendorf, 2013, S. 138). Mit einem zunehmenden Blick auf die Opfer der NS-Zeit, denen bisher nur wenig Aufmerksamkeit geschenkt wird, bildet sich 1987 der Bund der Euthanasiegeschädigten. Sie setzen sich für Entschädigungsleistungen ein, sofern ein verstorbenes Familienmitglied „finanzielle Lücken" hinterlässt. Parallel entstehen die ersten Gedenkstätten in den damaligen Tötungsanstalten der T4-Aktion. So bilden sich beispielsweise 1983 die Gedenkstätte in Hadamar, 1989 die Gedenkstätte in Bernburg und 1990 die Gedenkstätte in Grafeneck. Die Gedenkstätte der Tötungsanstalt in Pirna-Sonnenstein (siehe Kapitel 3.2) wird erst im Jahre 2000 errichtet (Hohendorf, 2013, S. 138).

Neben dem Einsatz für die NS-Opfer werden 1984 „Forderungen nach einer expliziten Sterbehilfe-Gesetzgebung" (Benzenhöfer, 2009, S. 177) laut. Aufgrund verschiedener Gerichtsurteile und Prozesse, die der Autor in den folgenden Kapitel 3.4.1-3.4.4 anhand von Beispielen erörtert, entstehen immer wieder emotionale Diskussionen um den

„Sterbehilfekomplex" (Zülicke, 2005, S. 67) sowie um „Forderungen nach einer expliziten Sterbehilfe-Gesetzgebung" (Benzenhöfer, 2009, S. 177). Im Mai 1985 findet erneut eine Fragerunde vor dem deutschen Bundestag statt, bis 1986 ein Alternativentwurf zur gesetzlichen Regelung der Sterbehilfe vorliegt. Die durch Juristen und Mediziner entworfenen Gesetzesänderungen stellen den Patientenwillen in den Mittelpunkt, in denen die Lebenserhaltung nicht immer vordergründig zu betrachten ist. Der Arbeitskreis des Gesetzesentwurfes fordert die Einführung neuer Paragraphen in das Strafgesetzbuch sowie eine Abänderung des § 216 StGB. In § 214 StGB soll der Abbruch und die Unterlassung lebenserhaltender Maßnahmen unter folgenden Voraussetzungen festgelegt werden (Benzenhöfer, 2009, S. 178):

• Der Patient wünscht den Abbruch oder die Unterlassung einer lebenserhaltenden Maßnahme.

• Der Patient hat sein Bewusstsein unwiderruflich verloren oder erlangt es niemals wieder (schwergeschädigte Neugeborene).

• Der mutmaßliche Wille eines Patienten lässt sich auf den Abbruch oder die Unterlassung lebenserhaltender Maßnahmen zurückführen.

• Die Aussicht auf Erfolg der Behandlung fehlt und der Todeseintritt ist absehbar.

Neben dem Entwurf des § 214 StGB legt der Arbeitskreis einen weiteren Gesetzesentwurf vor. § 215 StGB steht im Fokus und greift die „Nichthinderung der Selbsttötung" auf. Die Nichthinderung soll straffrei sein, wenn die Selbsttötung freiwillig erfolgt. Die bereits gesetzlich geregelte Tötung auf Verlangen in § 216 StGB soll, den Juristen und Medizinern zufolge, abgeändert werden. Mit diesen Forderungen bleibt die Tötung auf Verlangen grundsätzlich strafbar, Einzelfallentscheidungen sind jedoch möglich. Die Tötung auf Verlangen soll beispielsweise straffrei sein, wenn der Patient einen nicht zu ertragenden Leideszustand ausgesetzt ist. Die Forderung nach Neueinführung der §§ 214-215 StGB und der Änderung des § 216 StGB wird jedoch bereits 1986 vom Deutschen Juristentag abgelehnt (Benzenhöfer, 2009, S. 178-179; Zülicke, 2005, S. 67-68).

Nach der Gründung der Deutschen Gesellschaft für Humanes Sterben (DGHS) im Jahr 1981 entstehen durch die in Kapitel 3.4.1-3.4.4 ausgewählten Rechtsprechungen sowie der grundsätzlichen Ablehnung des Gesetzesentwurfes öffentliche Diskussionen in Zeitschriften und anderen Medien (Zülicke, 2005, S. 58-69). Die DGHS mit den Vorsitzenden Dr. Julius Hackethal und Hans Henning Atrott setzt sich für die aktive Sterbehilfe ein und nimmt eine führende Rolle in der „Pro-Euthanasie-Aktivität" (Zülicke, 2005, S. 68) ein. Vor allem am Ende der 1980er Jahre und am Anfang der 1990er Jahre erreicht die Sterbehilfe-Diskussion ihren nächsten Höhepunkt. Die öffentlichen Stellungnahmen der DGHS und die Publikation des Buches „Practical Ethics" des Philosophen Peter Singer (1979), der sich in seinem Buch für die Tötung schwerbehinderter Neugeborener einsetzt, entfachen emotionale „Anti-Euthanasiebewegungen mit Protestcharakter" (Zülicke, 2005, S. 69). Die vorherrschende Polarisierung führt dazu, dass eine sachbezogene Diskussion nicht möglich ist.

Die Kapitel 3.4.1-3.4.4 stellen ausgewählte Beispiele aus den 1980er und 1990er Jahren dar. Sie beziehen sich auf den „Sterbehilfekomplex" (Zülicke, 2005, S. 67) und wecken das öffentliche Interesse dieser Zeit an der vulnerablen Thematik. Der Einfluss vor allem am Ende der 1990er Jahre ist insofern bedeutsam, dass am 11. September 1998 neue „Grundsätze der Bundesärztekammer zur ärztlichen Sterbebegleitung" (Bundesärzte-kammer & Kassenärztliche Bundesvereinigung, 1998) verabschiedet werden. In diesen Grundsätzen heißt es, „Maßnahmen zur Verlängerung des Lebens dürfen in Überein-stimmung mit dem Willen des Patienten unterlassen oder nicht weitergeführt werden" (Bundesärztekammer & Kassenärztliche Bundesvereinigung, 1998). Es wird deutlich, dass der Ermittlung des Patientenwillens eine hohe Bedeutung zugeschrieben wird. Ebenso werden die Grundsätze von Patientenverfügungen, Vorsorgevollmachten sowie Betreu-ungsverfügungen ausführlich erörtert. In der aktuellen Version der Grundsätze zur ärztlichen Sterbebegleitung aus dem Jahre 2011 (Bundesärztekammer & Kassenärztliche Bundesvereinigung, 2011) werden ebenfalls diese Inhalte aufgegriffen, jedoch nicht weiter erläutert.

3.4.1 Der „Fall Wittig"

Im Jahr 1984 setzen sich das Landgericht Krefeld sowie der Bundesgerichtshof mit dem Fall von Dr. Wittig auseinander (Benzenhöfer, 2009, S. 174-177; Wolfslast & Conrads, 2001, S. 6).

1981 ist Dr. Wittig Hausarzt einer 76-jährigen Patientin, die chronisch erkrankt ist. Im Rahmen eines vereinbarten Hausbesuches öffnet die Patientin die Haustür nicht.

Gemeinsam mit einem Bekannten der Patientin, der einen Haustürschlüssel besitzt, betreten sie die Wohnung. Sie finden die 76-Jährige bewusstlos vor. Neben ihr liegen leere Medikamentenverpackungen, überwiegend Morphium und Schlafmedikamente. Die Patientin äußerte bis dahin des Öfteren ihren Sterbewunsch. Mit einem Schriftstück in der Hand, in dem sie erklärt, dass der Hausarzt jede Hilfe unterlassen solle, entschließt sich Dr. Wittig dazu, keine Hilfemaßnahmen einzuleiten. Am nächsten Morgen stellt er den Tod der Patientin fest (Benzenhöfer, 2009, S. 175).

Das Landgericht Krefeld verhandelt die Straftatbestände der §§ 13 („Begehen durch Unterlassen), 212 („Totschlag"), 216 („Tötung auf Verlangen") und 323c („Unterlassene Hilfeleistung") StGB. Nach diversen Argumentationen werden sowohl Dr. Wittig als auch der Bekannte der Patientin freigesprochen. Hinsichtlich des Freispruchs von Dr. Wittig geht die Staatsanwaltschaft in Revision. Der Fall wird an den Bundesgerichtshof abgegeben. Auch der BGH kommt zum gleichen Urteil: Freispruch für Dr. Wittig (Wolfslast & Conrads, 2001, S. 6-17). Hervorzuhebende Begründungen sind zum einem der Patientenwille sowie die besonderen Umstände des Falls. Der Bundesgerichtshof erklärt, dass das „Selbstbestimmungsrecht des Patienten ein wesentlicher Bestandteil des ärztlichen Aufgabenbereiches" (Benzenhöfer, 2009, S. 176) darstellt. Dr. Wittig handelt nach dem ausdrücklichen Willen der Patientin. Unklar ist, ob eine Rettung der Patientin in der vorgefundenen Situation überhaupt möglich gewesen wäre oder ob die Patientin bei erfolgreicher Rettung keine irreversible Hirnschädigung davongetragen hätte. Diese Aspekte sprechen eindeutig gegen den Willen der Patientin. Der Autor verweist hierzu auf die Rechtsprechung des BGH vom 04. Juli 1984 (Az. 3 StR 96/84).

Insbesondere die gesetzlichen Grundlagen lassen im Jahre 1984 keine eindeutige Verurteilung zu. Wolfslast und Conrads (2001, S. 9) erklären, dass die Rechtsprechung 1984 „kein in sich geschlossenes rechtliches System [aufweist], nach dem die strafrechtliche Beurteilung Dritter an den verschiedenen Stadien eines freiverantwortlich ins Werk gesetzten Selbstmords ergeben, stets sachgerecht und in sich widerspruchsfrei vorgenommen werden kann". Wie bereits in Kapitel 3.4 beschrieben, ergibt sich mitunter durch die Verhandlung des Falls von Dr. Wittig die Forderung nach einer „expliziten Sterbehilfe-Gesetzgebung" (Benzenhöfer, 2009, S. 177).

3.4.2 Der „Fall Hackethal"

Auch nach dem Jahr 1984 tritt ein weiterer Sterbehilfefall in den Mittelpunkt der Medien. In den Jahren 1986 und 1987 gerät Prof. Julius Hackethal, damals als Chirurg und im Rahmen der DGHS (Kapitel 3.4) tätig, in den Fokus des Rechts (Wolfslast & Conrads, 2001, S. 35-55; Benzenhöfer, 2009, S. 179-193; Koch, 1991, S. 39-41).

Prof. Hackethal ist behandelnder Chirurg einer an Krebs erkrankten Patientin. Mit zunehmender Verschlechterung des Allgemeinzustands und starken Schmerzen nimmt Hackethal die Patientin in sein Krankenhaus auf. Die Symptome verschlechtern sich trotz der verabreichten Medikamente und der Tod ist absehbar. Die Patientin bittet Hackethal, aktive Sterbehilfe zu leisten. Immer wieder wiederholt sie ihren Wunsch, sterben zu wollen. Hackethal klärt sowohl die Patientin als auch die Angehörigen über das Vorgehen der aktiven Sterbehilfe auf, sodass keiner der zwei Involvierten Folgen zu befürchten haben müsste. 1984 sichert Hackethal die Aussagen der Patientin als Beweis auf einem Videoband. Er kontaktiert den Vorsitzenden der DGHS, Hans Henning Atrott, und bittet ihn um Kaliumzyanid. Kaliumzyanid ist das Agens, das Hackethal für die aktive Sterbehilfe nutzen möchte. Er händigt der Patientin das Medikament im April 1984 aus. Nach ihrer Entlassung aus dem Krankenhaus nimmt die Patientin das Medikament zuhause ein, durch dessen Folge sie am gleichen Tag verstirbt. Erst ca. 15 Minuten nach Todeseintritt benachrichtigt eine Angehörige Hackethal, welcher den Tod dann feststellt (Wolfslast & Conrads, 2001, S.35-39). Die Staatsanwaltschaft erhebt Anklage gegen Hackethal wegen Tötung auf Verlangen nach § 216 StGB. Das Landgericht Traunstein lehnt die Eröffnung des Hauptverfahrens im Dezember 1986 ab, woraufhin die Staatsanwaltschaft Beschwerde einlegt. Auch das Oberlandesgericht München weist die Vorwürfe gegen Hackethal im Juli 1987 zurück. Als Begründung des Beschlusses vom 31. Juli 1987 erklärt das Oberlandesgericht München (Az. 1 Ws 23/87), dass „die Abgrenzung von strafloser Beihilfe zur Selbsttötung und strafbarer Tötung auf Verlangen" (Benzenhöfer, 2009, S. 180-181) zu betonen ist. Hackethal wird erst 15 Minuten nach dem Todeseintritt kontaktiert, sodass es unmöglich scheint, „durch sein Eingreifen dem Geschehen die entscheidende Wende zu geben" (Benzenhöfer, 2009, S. 181). Klar ist, dass in diesem Verfahren der Patientenwille mit dem Sterbewunsch mehr Berücksichtigung findet als noch im „Fall Wittig" (Koch, 1991, S. 40-41). Im Anschluss an die Verhandlungen um Hackethal wird Atrott im Jahr 1994 vom Landgericht Augsburg wegen Verstoßes gegen das Chemikaliengesetz und

Verstoßes gegen die Gefahrenstoffverordnung verurteilt, da er Hackethal das notwendige Kaliumzyanid überlässt (Benzenhöfer, 2009, S. 181).

3.4.3 Der „Kemptener Fall"

In den Jahren 1993 und 1994 steht eine Verhandlung zu § 212 StGB („Totschlag") vor dem Landgericht Kempten und vor dem BGH zur Diskussion (Benzenhöfer, 2009, S. 182-187; Koch, 2006, S. 127-129; Wolfslast & Conrads, 2001, S. 18-30).

1990 leidet eine 70-jährige Patientin unter der Erkrankung Morbus Alzheimer, ihr Sohn wird 1992 zum Betreuer ernannt. Noch im Jahr 1990 erleidet die schwer kranke Patientin einen Herzstillstand. Sie wird erfolgreich reanimiert, befindet sich jedoch von nun an als Pflegefall in einem Altenheim. Nach dem Ereignis wird bei der Patientin ein apallisches Syndrom diagnostiziert. Nachdem sich ihr Zustand bis Anfang 1993 nicht verändert, schlägt der behandelnde Arzt dem Sohn und Betreuer vor, die begonnene künstliche Ernährung über eine Magensonde abzubrechen (Koch, 2006, S. 127). Mit der Aussicht, dass seine Mutter innerhalb der nächsten zwei bis drei Wochen verstirbt, stimmt der Sohn dem Vorschlag des Arztes zu. Das Pflegepersonal widerspricht dem Vorgehen im März 1993 und informiert das Vormundschaftsgericht in Kempten. Es veranlasst die sofortige Weiterernährung der Patientin. Infolge des schlechten Allgemeinzustands verstirbt die Patientin aufgrund eines Lungenödems im Dezember 1993 (Benzenhöfer, 2009, S. 184-185). Der Vorschlag des Arztes, die Patientin nicht weiter zu ernähren sowie die Zustimmung des Sohnes bleiben nicht ohne Folgen. Sie werden im folgenden Jahr 1994 wegen versuchten Totschlags nach § 212 StGB zu Geldstrafen verurteilt. Die Angeklagten gehen in Revision. Der BGH hebt das Urteil des Landgerichts Kempten auf. Die zuständigen Richter erklären, dass es sich nicht um passive Sterbehilfe (Kapitel 2.1.2) handelt, da sich die Patientin in keinem Sterbeprozess befand. Es handelt sich vielmehr um den „Abbruch einer einzelnen lebenserhaltenden Maßnahme" (Benzenhöfer, 2009, S. 185) und somit um eine „Hilfe zum Sterben" (BGH vom 13. September 1994, Az. 1 StR 357/94), die bei der Übereinstimmung mit dem mutmaßlichen Willen der Patientin zulässig ist. Mit dieser Argumentation verweist der BGH den Fall zurück an das Landgericht Kempten. Nach Anhörung von Zeugen und Ermittlung des mutmaßlichen Patientenwillens werden beide Angeklagten im Mai 1995 freigesprochen (Wolfslast & Conrads, 2001, S. 30).

3.4.4 Der „Frankfurter Fall"

Wie im „Kemptener Fall" (Kapitel 3.4.3) geht es im „Frankfurter Fall" im Jahre 1998 um den Abbruch einer lebenserhaltenden Maßnahme (Benzenhöfer, 2009, S. 187-190; Koch, 2006, S. 129-130).

Eine Patientin im Alter von 85 Jahren befindet sich seit Dezember 1997 stationär in einem Krankenhaus. Sie ist multimorbide und leidet unter einer schwerwiegenden Arteriosklerose mit einem arteriellen Verschluss des Beines, welcher eine Nekrotisierung der Extremität zur Folge hat. Nach multiplen Hirninfarkten befindet sich die Patientin nachweislich in einem komatösen Zustand, sodass sie über eine Magensonde ernährt werden muss (Koch, 2006, S. 129). 1998 wird ihre Tochter durch das Vormundschaftsgericht Frankfurt zur Betreuerin bestellt. Auf dieser Gesetzesgrundlage beantragt die Tochter die „Einstellung der Sondenernährung und Umstellung auf die Gabe von Tee, weil ihre Mutter früher geäußert habe, kein langes Sterben ertragen zu wollen" (Benzenhöfer, 2009, S. 188). Der Antrag wird abgelehnt. Auch vor dem Landgericht Frankfurt wird dem Antrag nicht stattgegeben. In der nächsten Instanz, dem Oberlandesgericht Frankfurt, werden die bisherigen Beschlüsse aufgehoben. In der Begründung verweisen die Richter eindringlich auf die Rechtsprechung des BGH im „Kemptener Fall" (Kapitel 3.4.3). Auch im „Frankfurter Fall" werden die Klärung des Sachverhaltes und die Feststellung des mutmaßlichen Patientenwillens wieder an das Vormundschaftsgericht abgegeben (Koch, 2006, S. 129-130). Zu einer endgültigen Entscheidung kommt es im Jahre 1998 nicht, da die Patientin zuvor verstirbt (Benzenhöfer, 2009, S. 188-189). Die Richter erklären letztlich, dass aufgrund der wiederholten Fokussierung von Fällen, in denen es um einen Behandlungsabbruch und um eine Klärung des mutmaßlichen Patientenwillens geht, dass den Patientenverfügungen ein „Bedeutungszuwachs" (Benzenhöfer, 2009, S. 189) zugeschrieben werden sollte.

3.5 Zusammenfassung

Die geschichtliche Entwicklung der Sterbehilfe nach dem Jahr 1945 wird komplex beschrieben. Um die in Kapitel 3 aufgeführten Ergebnisse zu visualisieren, erstellt der Autor auf der folgenden Seite einen Zeitstrahl (Abbildung 1). Zur besseren Übersicht verzichtet der Autor auf explizite Literaturangaben. Die Inhalte beziehen sich auf die vorherigen Darstellungen und können anhand der im Fließtext genannten Literatur nachvollzogen werden. Um die Lesbarkeit zu wahren, wird die Abbildung im Querformat dargestellt.

Euthanasie im Nationalsozialismus als Anstoß für die Sterbehilfe-Diskussion nach 1945

- Zusammenhang mit der Eugenik
- Staatsrassistische Phase
- Auslöschung unerwünschter Existenzen (Ermordungen lebensunwerter Leben, T4-Aktion, ca. 200 000 Opfer)
- Reinhaltung der nordischen, arischen, germanischen Rasse
- Geheime Ermordungen nach Hitlers Aufruf zur Unterlassung der Euthanasieprogramme

Sterbehilfe in den 1970er Jahren

- Liberale Phase
- Enttabuisierung des Euthanasiethemas
- Veröffentlichungen, Diskussionen zur Sterbehilfe in den Nachbarländern
- Meinungsumfrage zum Thema Sterbehilfe in der deutschen Bevölkerung
- Wunsch nach Legalisierung der aktiven Sterbehilfe, jedoch keine Gesetzesänderung
- Empfehlung zur Regelung der Sterbehilfe durch Europarat
- Grundlage zur Regelung der indirekten Sterbehilfe
- Richtlinie für Sterbehilfe in Deutschland (Bundesärztekammer)

Das Thema Sterbehilfe wird noch heute umfassend, heterogen und kontrovers diskutiert.

1945

2015

Sterbehilfe in der Nachkriegszeit

- Dominanz des Schweigens über Euthanasie, Sterbehilfeprogramme
- Gerichtsverhandlungen zu Taten aus dem Nationalsozialismus
- 1947 Verurteilung mehrerer Angeklagten
- Nürnberger Ärzteprozesse: Berichte zu den Taten
- Euthanasie in der NS-Zeit als Totschlagsdelikt
- Strafverfahren bspw. gegen Catel wird eingestellt
- Verlust des Vertrauens in die Psychiatrie
- 1960 neue Diskussionen durch medizinischen Fortschritt
- Ablehnung der Sterbehilfe durch Ärzteschaft
- Zulässigkeit der passiven Sterbehilfe seit Ende 1950er Jahre

Sterbehilfe in den 1980er und 1990er Jahren

- Aufarbeitung der Taten im Nationalsozialismus (Initiativen, Arbeitskreise)
- Bund der Euthanasiegeschädigten (Blick auf die Opfer)
- Entschädigungsleistungen für Opfer der NS-Taten
- Entstehung von Gedenkstätten
- Forderung nach einer Sterbehilfe-Gesetzgebung (Gesetzesentwürfe)
- Emotionale Diskussionen, Verhandlungen zum Thema
- Gründung der DGHS (Pro-Euthanasie-Aktivität)
- Grundsätze zur ärztlichen Sterbebegleitung durch Bundesärztekammer
- Hohe Bedeutung des Patientenwillens
- Rechtsprechungen beschäftigen öffentliches Interesse
  - Fall Wittig
  - Fall Hackethal
  - Kemptener Fall
  - Frankfurter Fall

Abbildung 1: Zeitstrahl zur geschichtlichen Entwicklung der Sterbehilfe (eigene Erstellung)

4. Einflussfaktoren auf die aktuelle Sterbehilfe-Diskussion

Die Einflussfaktoren auf die aktuelle Sterbehilfe-Diskussion sind multifaktoriell zu betrachten. Der Autor diskutiert die am häufigsten verwendeten Einflussfaktoren. In den Kapiteln 4.1-4.5 nimmt der Autor zunächst Bezug zum ärztlichen Berufsethos und dem heute zugrundeliegenden ärztlichen Standesrecht. Im Anschluss erläutert er die Menschenwürde und zeigt dann auf, wie die Prinzipien der Autonomie und Fürsorge im Zusammenhang mit der Sterbehilfe stehen. Als letzten Einflussfaktor wird das Dammbruch-Argument geschildert.

4.1 Ärztliches Berufsethos und ärztliches Standesrecht

Das ärztliche Berufsethos ist auf den hippokratischen Eid als „unantastbares Symbol" (Lohmann, 1975, S. 191) zurückzuführen. In der heutigen Zeit wird er unter anderem zur Rechtfertigung des ärztlichen Handelns genutzt. Ob der Rechtfertigungsgrund noch in der modernen Medizin sinnvoll ist, ist fragwürdig. Bereits Lohmann (1975, S. 190-192) erklärt, dass die Medizin einen stetig fortschreitenden Wandel erlebt und die heutigen „Gewissenskonflikte" nicht mit dem hippokratischen Eid zu lösen sind. Kein Mensch kann „der Gegenwart entlaufen" (Lohmann, 1975, S. 191), sodass es unzulässig ist, „alte Wahrheiten auf eine gegenwärtige Situation anzuwenden" (Lohmann, 1975, S. 191). Grundsätzlich ist der hippokratische Eid mit seinen ethischen Grundsätzen wertzuschätzen. Die Übertragbarkeit in die moderne Medizin ist hingegen schwierig. Neben dem abgelegten hippokratischen Eid müssen sich Ärzte vielmehr nach der, von der Bundesärztekammer herausgegebenen (Muster-) Berufsordnung der in Deutschland tätigen Ärztinnen und Ärzte richten. In dem Vorwort zu den Grundsätzen zur ärztlichen Sterbebegleitung wird geschildert, dass die Bundesärztekammer ihre Grundsätze seit 1979 unregelmäßig überarbeitet (Bundesärztekammer & Kassenärztliche Bundesvereinigung, 2011). Aussagen zum hippokratischen Eid und der Anwendbarkeit in der heutigen Zeit lassen sich nicht finden. Aufgrund der rechtlichen Tragweite liegt die Betrachtung des ärztlichen Standesrechts näher.

Wie bereits im Kapitel 2.1.4 beschrieben, sieht § 16 der (Muster-) Berufsordnung seit dem 114. Deutschen Ärztetag im Jahre 2011 ein eindeutiges Verbot für die ärztliche Suizidbeihilfe vor. Gleiches gilt für die aktive Sterbehilfe bzw. die Tötung auf Verlangen. Die (Muster-) Berufsordnung hat Rechtsqualität, sodass ein Verstoß berufsrechtlich verfolgt werden kann (Gavela, 2013, S. 59). Mit der Festlegung der ärztlichen Aufgaben greifen die Grundsätze der Bundesärztekammer zwei zentrale Begriffe auf: Das „Heilungsangebot" und die „Schadensvermeidung" (Gavela, 2013, S. 59). Anhand der Begriffe wird deutlich, dass die Beihilfe zum Suizid und die aktive Sterbehilfe keine Bestandteile ärztlichen Handelns sein können. Die 17 Landeskammern, Träger der ärztlichen Selbstverwaltung, regeln die ärztliche Suizidbeihilfe nicht einheitlich, was eine deutschlandweite Rechtsunsicherheit zur Folge hat. Im Rahmen der aktuellen Sterbehilfe-Diskussion bedeutet das, sofern eine gesetzliche Regelung der ärztlichen Beihilfe zur Selbsttötung vorgenommen wird, dass die Grundsätze der Bundesärztekammer sowie die (Muster-) Berufsordnung der in Deutschland tätigen Ärztinnen und Ärzte angepasst werden müssen. Mit diesem Schritt kann in Deutschland die vorherrschende Rechtsunsicherheit zumindest ein Stück weit reguliert werden (Gavela, 2013, S. 60-61).

4.2 Menschenwürde

Der Begriff „Würde" wird häufig in der Sterbehilfe-Diskussion genutzt und in die verschiedenen Argumentationen für oder gegen eine Regelung der Sterbehilfe eingebunden (Borasio et al., 2014, S. 64-67; Düwell, 2008, S. 74). In Art. 1 des Grundgesetzes der Bundesrepublik Deutschland heißt es: „Die Würde des Menschen ist unantastbar. Sie zu achten und zu schützen ist Verpflichtung aller staatlichen Gewalt." Um das Grundgesetz zu wahren, gilt es zu klären, was überhaupt „Würde" bedeutet. Erst dann ist es möglich, die Menschenwürde im Zusammenhang mit der Sterbehilfe zu sehen.

Düwell (2008, S. 74) erklärt, dass der Würdebegriff in der aktuell ethischen Diskussion um Sterbehilfe unscharf genutzt wird und viele Diskussionen zulässt. Grundlegend geht es um den Status eines Menschen und seine Stellung in der Welt. Der Mensch wird als ein „kreatives, schöpferisches Wesen, das selbst Herr seines Schicksals ist" (Düwell, 2008, S. 75), beschrieben. Es besitzt Vernunft und handelt autonom. Einhergehend mit der Vernunftbegabung bildet jeder Mensch seine individuelle Moral aus. Genau dieser moralische Status wird in heutigen Diskussionen mit dem Begriff der Würde beschrieben. Entgegen der utilitaristischen Ethik sollte die Würde des Menschen in der deontologischen Ethik Handlungsfolgen unberücksichtigt lassen und die Moral sowie den Schutz des körperlichen Daseins mit bestimmten Grundfreiheiten in den Vordergrund stellen. Nach Düwell (2008, S. 79) ergeben sich drei zentrale Interpretationen des Würdebegriffs:

1. Niemand darf auf eine grausame Weise behandelt werden.

2. Jeder muss die Freiheit und Autonomie eines anderen respektieren.

3. Die Voraussetzungen für eine selbstbestimmte Lebensführung müssen geschaffen werden.

Nach seinen Interpretationen kommt die Frage auf, was der Begriff „Menschenwürde" im Zusammenhang mit Sterbehilfe bedeutet (Borasio et al., 2014, S. 64-65). Feststeht, dass der Lebensschutz vorrangig betrachtet wird. Die verschiedenen Interpretationen des Würdebegriffs bedingen eine unterschiedliche Sichtweise der Sterbehilfe. Die Philosophen Dworkin, Nagel, Nozik, Rawls, Scanlon und Thomson (1977, S. 268-270) vertreten unterschiedliche Ansichten zu einer individuellen Lebensführung. Sie stimmen jedoch alle der Aussage zu, dass es Menschen in einer freien Gesellschaft möglich sein sollte, Entscheidungen für sich selbst aufgrund des Glaubens, des Gewissens und der individuellen Überzeugungen treffen zu können. Spricht man in der Hinsicht von einem würdevollen Sterben, lassen die pluralistischen Auffassungen der Menschenwürde keine eindeutige und generelle Aussage zur Sterbehilfe zu. Der Staat muss mit den unterschiedlichen Auffassungen eines würdevollen Sterbens umgehen und eine Regelung der Sterbehilfe vornehmen, die die „Vielfalt von Überzeugungen" (Borasio et al., 2014, S. 67) zulässt.

4.3 Prinzip der Autonomie

Autonomie meint die Befähigung, die Fertigkeit bzw. das Können sowie die Eigenschaften einer Person hinsichtlich der Übernahme ihrer Selbstverantwortung. Autonomen Patienten wird zugeschrieben, dass sie selbst Entscheidungen treffen können, die ihre Gesundheit betreffen. Aufgrund von körperlichen oder psychischen Erkrankungen kann es zu einer Einschränkung, manchmal bis zu einem Fehlen der Selbstbestimmung kommen. Die Entscheidung eines autonomen Patienten für oder gegen eine medizinische Behandlung beeinflusst das Handeln des Arztes. Das Einverständnis bzw. die Ablehnung eines Patienten ist für einen Arzt bindend. Er darf keine Behandlung vornehmen, die gegen den Patientenwillen verstößt (Beauchamp & Childress, 2009, S. 102). Im Bereich der Sterbehilfe heißt das jedoch nicht, dass ein Arzt einen Patienten auf sein Verlangen hin töten darf. Sofern Handlungen einen Straftatbestand darstellen, dürfen sie, trotz der Patientenautonomie, nicht durchgeführt werden. In diesen Situationen greift ein Arzt in das

Selbstbestimmungsrecht und in die Entscheidungsfindung eines Patienten ein (Beauchamp & Childress, 2009, S. 107). Anders ist es in Bezug zu zugelassenen Sterbehilfeformen. Die in Kapitel 2.1.2-2.1.5/ 2.2.2-2.2.5 dargestellten Formen sind zulässig und somit bei vorliegendem Patientenwillen zu berücksichtigen. Übergeordnet beschreiben Beauchamp und Childress (2009, S. 108) „The duty of respect for autonomy has a correlative *right* to choose, but there is no correlative *duty* to choose". Im übertragenen Sinne meinen die Autoren damit, dass der Patient zwar jederzeit das Recht besitzt, Entscheidungen zu treffen, der Arzt aber nicht die Pflicht hat, genauso zu handeln, wie der Patient es verlangt. Grundsätzliches Ziel der Patientenautonomie ist die „Anerkennung der Subjektqualität [und] des Eigenwertes eines jeden Menschen" (Höfling in Deutscher Ethikrat, Plenarprotokoll vom 27. November 2014, S. 15). In Bezug zur zuvor dargestellten Menschenwürde (Kapitel 4.2) erklärt Gethmann in der Plenarsitzung des Deutschen Ethikrats (Plenarprotokoll vom 27. November 2014, S. 9-10), dass ein Patient würdevoll behandelt wird, wenn seine Autonomie gewahrt wird. In der medizinischen Praxis setzt das die Einhaltung der informierten Zustimmung voraus. Beauchamp und Childress (2009, S. 124) legt das Prinzip des „informed consent" zugrunde, das im deutschen Recht unter dem Ausdruck „informierte Zustimmung" bekannt ist:

1. Der Patient hat die Kompetenz, Angelegenheiten zu verstehen und eine Entscheidung zu treffen.

2. Der Patient trifft seine Entscheidung freiwillig.

3. Der Arzt vermittelt dem Patienten Informationen.

4. Der Arzt empfiehlt dem Patienten eine Behandlung.

5. Der Patient versteht die Informationen und die Behandlung.

6. Der Patient entscheidet sich zu einer Behandlung.

7. Der Patient berechtigt den Arzt zur Behandlung.

Wird das Prinzip der informierten Zustimmung eingehalten, wird die Patientenautonomie gewahrt. Häufig zeigt sich die Autonomie eines Menschen jedoch durch sein selbstbestimmtes Handeln, das nicht immer als konform mit der eigenen Selbstbestimmung zu betrachten ist. Das ist der Ausgangspunkt vieler Konflikte und führt häufig dazu, dass einem Patienten sein Wunsch nach Sterbehilfe als psychische Erkrankung ausgelegt wird. Das gilt es unbedingt zu vermeiden. Ein Suizidwunsch ist kein „Krankheitsindikator"

(Gethmann in Deutscher Ethikrat, Plenarprotokoll vom 27. November 2014, S. 9-11). Liegt dennoch eine Krankheit vor, die die Patientenautonomie einschränkt, wird der mutmaßliche Wille des Patienten festgestellt und demnach gehandelt. Bei einem Wunsch nach Sterbehilfe und eingeschränkter Autonomie entstehen Fragen, die nicht generalisiert beantwortet werden können. In solchen Fällen werden Einzelentscheidungen getroffen. Sofern die Beihilfe zur Selbsttötung gesetzlich geregelt wird, müssen jene Fälle Berücksichtigung finden, in denen Patienten in ihrer Autonomie eingeschränkt sind. In jedem Fall besteht die Gefahr, dass das Prinzip der Autonomie und ein bestehender Wunsch nach Suizidbeihilfe mit dem Prinzip der Fürsorge in Konflikt stehen.

4.4 Prinzip der Fürsorge

Hinter dem Prinzip der Fürsorge verbirgt sich nach Beauchamp und Childress (2009, S. 202) die Förderung des körperlichen und psychischen Wohls. Daraus ergibt sich, dass jede Art von Schaden abgewehrt wird. Es geht nicht nur um die reine Schadensvermeidung. Die aktive Hilfe von Ärzten zur Förderung der Gesundheit von Patienten ist zentraler Aspekt des Prinzips. Es werden zwei Arten der Fürsorge unterschieden. Der Begriff „positive beneficence" (Beauchamp & Childress, 2009, S. 202) meint die Unterstützung und Hilfe für Patienten, sodass sie einen positiven Effekt/ Gewinn erfahren. Dazu werden fünf praxisnahe Regeln aus ethischer Sicht aufgestellt (Beauchamp & Childress, 2009, S. 204):

1. Beschütze und verteidige die Rechte anderer.

2. Vermeide Schaden anderen gegenüber.

3. Beseitige alle Bedingungen, die jemandem Schaden zufügen können.

4. Hilf körperlich behinderten Menschen.

5. Rette Personen in Not.

Neben den fünf Regeln umfasst der Begriff „Utility" (Beauchamp & Childress, 2009, S. 202) den Risiko-Nutzen-Abgleich, den Ärzte vornehmen, wenn es um risikobehaftete Behandlungen geht. Ziel ist es, Behandlungen zu bevorzugen, die einen höheren Nutzen zur Folge haben. Es besteht also ein enger Zusammenhang zum Utilitarismus.

In der beruflichen Praxis werden die Prinzipien der biomedizinischen Ethik mit dem Ziel ausbalanciert, eine bestmögliche Lebensqualität für den Patienten zu erhalten (Beauchamp

& Childress, 2009, S. 230-233). Anhand der Beschreibung des Fürsorge-Prinzips wird deutlich, dass ein gewisses Konfliktpotential zum Autonomie-Prinzip besteht. Spätestens wenn ein autonomer Patient seinen Sterbewunsch äußert, spricht die Sterbehilfe gegen das Prinzip der Fürsorge. Weiterhin besteht Konfliktpotential, wenn ein Patient nicht mehr autonom entscheiden kann, beispielsweise bei einer fortgeschrittenen dementiellen Erkrankung. Das Autonomie-Prinzip greift nicht und der Arzt handelt primär nach dem Fürsorge-Prinzip. Dann sprechen Beauchamp und Childress (2009, S. 214-216) vom Paternalismus. In der Praxis gehen Beauchamp und Childress (2009, S. 223-224) davon aus, dass kein Mensch ein moralisches Recht auf einen Suizid hat. Wird der Suizid von der Gesellschaft und den Gerichten als moralisches Recht angesehen, haben Ärzte keinerlei Möglichkeiten, dagegen zu intervenieren. Vor diesem Hintergrund gilt es zu klären, ob und inwiefern die Beihilfe zum Suizid gesetzlich neu geregelt werden soll.

4.5 Dammbruch-Argument

Die Angst vor einem Dammbruch hat einen hohen Einfluss auf die Sterbehilfe-Diskussion. Das Dammbruch-Argument beschreibt die unkontrollierte Ausdehnung der Sterbehilfe mit nicht absehbaren Folgen (Flaßpöhler, 2007, S. 94-105). Ausgangslage des Dammbruch-Arguments ist die zunehmende Armut sowie die gesundheitspolitische Entwicklung in Deutschland. Der stetige medizinische Fortschritt, die steigenden Kosten für Bürger im Rahmen der Gesundheitsversorgung und die steigende Ökonomisierung in medizinisch-pflegerischen Bereichen beschreiben eine Umstrukturierung des deutschen Gesundheits-systems. Patienten zahlen mehr für bestimmte Untersuchungsleistungen und die Liegedauer in Krankenhäusern verkürzt sich aufgrund der Einführung der Fallpauschalen. Krankenhäuser erhalten je nach Diagnose einen bestimmten Geldbetrag. Infolgedessen besteht das Ziel, Patienten schnellstmöglich zu entlassen (Flaßpöhler, 2007, S. 96-97). Insgesamt entsteht der Eindruck, dass Menschen nach einem Kosten-Nutzen-Effekt beurteilt werden. Flaßpöhler (2007, S. 98-102) führt ein Beispiel an:

Geht man von psychisch und/ oder körperlich erkrankten und alten Menschen aus, die ihre finanziellen Eigenleistungen nicht decken können, besteht die Gefahr, sie als eine gesellschaftliche Last anzusehen. Bei einer Legalisierung der Sterbehilfe, egal ob die Tötung auf Verlangen oder die Beihilfe zum Suizid, besteht die „Befürchtung, dass einem Menschen, der nur noch Kosten und Umstände verursacht, der Tod nahegelegt wird"

(Flaßpöhler, 2007, S. 100). In einem solchen Fall verfolgt die Sterbehilfe nicht mehr ihr ursprüngliches Ziel (Kapitel 2.1), sondern gleicht eher einer „Entsorgungseinrichtung für arbeitsuntaugliche, unbrauchbar gewordene Mitbürger" (Flaßpöhler, 2007, S. 101).

Im Falle eines Dammbruchs der Sterbehilfe wird der Eindruck vermittelt, dass alte und schwer kranke Patienten nicht nur das Recht auf eine Beihilfe zur Selbsttötung haben, sondern dass es „zu einer unausgesprochenen Pflicht wird" (Flaßpöhler, 2007, S. 102) sich zu suizidieren. Die entstehenden Folgen sind nicht absehbar.

5. Sterbehilfe in der aktuellen Diskussion

Das Thema Sterbehilfe beschäftigt heute Gesellschaft und Politik. Die nachfolgenden Kapitel behandeln die Sterbehilfe in der aktuellen Diskussion. Zunächst erläutert der Autor die zuletzt thematisch geführte Bundestagsdebatte (Kapitel 5.1 & Kapitel 5.2), bevor er in Kapitel 5.3 exemplarisch einen Gesetzvorschlag präsentiert, der den assistierten Suizid regeln soll. In Kapitel 5.4 fasst der Autor Studien zusammen, die die Einstellung der Bevölkerung zur Sterbehilfe widerspiegeln.

5.1 Sterbehilfe-Diskussion im Bundestag

Um die Bundestagsdebatte zum Thema Sterbehilfe zu verdeutlichen, bezieht sich der Autor auf die im November 2014 geführte Orientierungsdebatte sowie vier fraktions-übergreifende Vorschläge zur Regelung der Sterbehilfe. Der Bundestagspräsident Lammert bezeichnet die anstehende gesetzliche Regelung der Sterbehilfe als das „vermutlich anspruchsvollste [...] Gesetzgebungsprojekt dieser Legislaturperiode" (Deutscher Bundes-tag, 2014). In der ersten thematischen Orientierungsdebatte geht es um eine persönliche Stellungnahme der Abgeordneten. Es geht um Ideen, wie die Gesetzgebung eine Regelung der Sterbehilfe vornehmen kann. Die Orientierungsdebatte wird emotional geführt und der Regelungsbedarf der Sterbehilfe heterogen und kontrovers diskutiert. Darauf aufbauend existieren vier fraktionsübergreifende Vorschläge zur Regelung der Sterbehilfe. „Die Entwürfe reichen vom Verbot der Sterbehilfe bis zur Zulassung unter bestimmten Bedingungen. Das Verbot der aktiven Sterbehilfe, der Tötung auf Verlangen, bleibt auch weiterhin unangetastet" (Schwetje, 2015). Abgesehen von den unterschiedlichen Auffassungen der Abgeordneten, auch innerhalb einer Fraktion, besteht Einigkeit in den Forderungen, dass die kommerziell organisierte Sterbehilfe vermieden und die Palliativmedizin mit dem Schwerpunkt der zur Verfügung stehenden Hospizplätze ausgebaut werden soll. Ein erster Gesetzesentwurf des Gesundheitsministers Gröhe (CDU) wird am 17. Juni 2015 im Bundestag diskutiert. Demnach wird die „stationäre Palliativ-und Hospizversorgung zu Hause, in Pflegeeinrichtungen, Hospizen oder Krankenhäusern [...] flächendeckend ausgebaut (Vogt, 2015). Die erste Lesung aller Vorschläge findet am 02. Juli 2015 statt. Über die Neuregelung der Sterbehilfe unter Bezugnahme der vier fraktionsübergreifenden Vorschläge wird noch im Jahr 2015 entschieden.

In den Kapiteln 5.1.1-5.1.4 fasst der Autor die fraktionsübergreifenden Richtungen zur Neuregelung der Sterbehilfe zusammen. Es werden Ergebnisse bis zum 17. Juni 2015 berücksichtigt. Veränderungen, Ergänzungen sowie weitere Veröffentlichungen gilt es abzuwarten.

5.1.1 Entwurf zur Zulassung des ärztlich assistierten Suizids im Zivilrecht

Abgeordnete der großen Koalition legen ihren Gesetzesentwurf vor, indem sie den ärztlich assistierten Suizid zulassen. Besonders von dem Bundestagsvizepräsidenten Hintze (CDU) und den SPD-Fraktionsvorsitzenden Reimann und Lauterbach wird das Ziel verfolgt, die bestehende Rechtunsicherheit aufgrund der bundesuneinheitlichen Regelung zu beheben. Bereits in der ersten Lesung des Gesetzesentwurfes am 17. Juni 2015 werden im Bundestag besonders von Montgomery, dem Präsidenten der Bundesärztekammer, Gegen-argumente gefunden. Laut Montgomery sind Ärzte dafür zuständig, den Patienten in den Tod zu begleiten und nicht durch ihn zu sterben (Vogt, 2015). Dagegen argumentiert Reimann, dass schwerkranke Patienten im Falle einer Zulassung des ärztlich assistierten Suizids nicht mehr in ein Nachbarland gehen müssen, um sich Unterstützung zum Freitod holen zu müssen. Hintze verweist darauf, dass die Suizidbeihilfe bereits lange Zeit straffrei ist und eine gesetzliche Verankerung zusätzlich Rechtssicherheit schafft. Hierzu möchte sich die Arbeitsgruppe des Gesetzesentwurfes nicht auf das Strafrecht beziehen. Sie streben eine „Erlaubnisvorschrift im Zivilrecht" (Vogt, 2015) an. Ausschlaggebendes Argument für Lauterbach ist das selbstbestimmte Sterben. Die Abgeordneten schildern, dass die Medizin einen stetigen Fortschritt erlebt und das Sterben immer „unnatürlicher" (MDR, 2015) wird. Nicht alle Patienten möchten einem unnatürlichen Sterbeprozess unterliegen, sodass der Freitod einen Teil des Selbstbestimmungsrechts darstellt. Die Zulassung des ärztlich assistierten Suizids obliegt jedoch einigen Voraussetzungen:

1. Der Patient ist volljährig.

2. Der Patient ist einwilligungsfähig (psychische Erkrankungen sind ausgeschlossen).

3. Ein zweiter Arzt muss die Entscheidung verifizieren.

Sofern die genannten Voraussetzungen erfüllt sind, erklärt Reimann bereits in der Orientierungsdebatte, soll der ärztlich assistierte Suizid als Freiraum für Patienten, die „sich ihrem persönlichen Umfeld und ihrem Arzt anvertrauen" (Plenarprotokoll 18/66, S. 6119), gelassen werden. Im Falle der zivilrechtlichen Zulassung des assistierten Suizids handelt es sich um Ausnahmefälle. Lauterbach betont die Notwendigkeit, Möglichkeiten für Ärzte zu schaffen, schwerkranke Patienten auf ihrem letzten Weg zu begleiten. Er bezeichnet die Zulassung der Sterbehilfe als eine „humanitäre Einzelaufgabe" (Plenarprotokoll 18/99, S. 6123).

5.1.2 Entwurf zur Strafbarkeit der Anstiftung und Beihilfe zur Selbsttötung

Der Entwurf zur Strafbarkeit der Anstiftung und Beihilfe zur Selbsttötung geht von einer Gruppe um die CDU-Politiker Sensburg und Dörflinger aus. Ziel ist es, jede Art der Suizidassistenz sowie die Anstiftung unter Strafe zu stellen. Sie streben einen neuen Paragraphen im Strafgesetzbuch an. In § 217 StGB „Anstiftung und Beihilfe an einer Selbsttötung" wird die „schärfste strafrechtliche [Neu-] Regelung" (Vogt, 2015) der Sterbehilfe getroffen. Anhand der vorliegenden Literatur (Vogt, 2015; Schwetje, 2015) ist nicht eindeutig nachvollziehbar, inwiefern Ausnahmeregelungen getroffen werden. Während Vogt (2015) erklärt, dass eine Beihilfe zur Selbsttötung nur in absoluten Ausnahmefällen erlaubt ist, erklärt Schwetje (2015), dass es keine Ausnahmeregelungen geben soll. Wie eine mögliche Ausnahmeregelung vorgenommen wird, erklärt Vogt (2015) nicht. Zur eindeutigen Klärung dient die Lesung im Bundestag am 02. Juli 2015.

5.1.3 Entwurf zur Zulassung des ärztlich assistierten Suizids mit Strafbarkeit der Profitorientierung

Die Abgeordneten Künast (Grüne), Gehring (Grüne) und Sitte (Die Linke) bilden mit anderen Abgeordneten eine Gruppe zur grundsätzlichen Zulassung des ärztlich assistierten Suizids. Im genannten Entwurf soll die Beihilfe zur Selbsttötung „aus Gründen des eigenen Profits" (Vogt, 2015) strafbar sein. Vor diesem Hintergrund sollen Sterbehilfevereine zulässig sein. Ausschlaggebend ist, dass sie keine Profitabsicht aufweisen. In der Orientierungsdebatte schildert Künast, dass der assistierte Suizid keinesfalls strafrechtlich verfolgt werden sollte. Zur Verdeutlichung bezieht sie sich auf das Akzessorietätsprinzip. Der Freitod ist Teil des Selbstbestimmungsrechts, sodass kein Gesetz über den eigenen Tod entscheiden darf (Plenarprotokoll 18/99, S. 6120). Ebenso muss ein Patient vor einer Fremdbestimmung geschützt werden und sollte nicht für seinen selbstbestimmten Tod zahlen müssen. Sofern sich ein Freitodhelfer einen Gewinn verschafft, droht eine Freiheitsstrafe bis zu drei Jahren (Vogt, 2015).

5.1.4 Entwurf zur Strafbarkeit der geschäftsmäßigen Förderung der Sterbehilfe

Nach Brand (CDU), Griese (SPD), Vogler, (Die Linke) und Scharfenberg (Grüne) soll die geschäftsmäßige Förderung der Sterbehilfe strafbar sein. Eingeschlossen sind, entgegen des in Kapitel 5.1.3 beschriebenen Entwurfes, alle „Vereine oder einschlägig bekannten Einzelpersonen" (Vogt, 2015). Durch den Entwurf wird es auch Ärzten grundsätzlich verboten, bei einer Selbsttötung zu helfen. Ausgeschlossen werden alle Einzelfälle, in denen Beihilfe zur Selbsttötung aufgrund einer Konfliktsituation, wie eines Gewissenskonfliktes, gewährt wird. In Bezug zur aktuellen Rechtslage bleiben alle Gesetze beibehalten. Bereits in der Orientierungsdebatte im November 2014 möchte Brand eher eine Hilfe zum Leben als eine Hilfe zum Sterben. Er betrachtet die bestehende Rechtslage als ausreichend und befürchtet einen Dammbruch im Falle einer Gesetzesänderung (Plenarprotokoll 18/66, S. 6116). Auch Scharfenberg sieht keine Notwendigkeit einer Gesetzesänderung. Sie erklärt, dass die Assistenz zur Selbsttötung entgegen des Selbstbestimmungsrechts eines Menschen steht. Dadurch, dass Patienten für die Beihilfe auf eine andere Person angewiesen sind, lässt sich ein Zusammenhang zur Fremdbestimmung herstellen (Plenarprotokoll 18/66, S. 4124). Der Entwurf zur Strafbarkeit der geschäftsmäßigen Förderung der Sterbehilfe erhält zusammenfassend bisher die größte Zustimmung im Bundestag. Auch Gesundheitsminister Gröhe und Fraktionschef Kauder sprechen sich für diesen Entwurf aus (MDR, 2015; Schwetje, 2015).

5.2 Zusammenfassung

Die aktuelle Diskussion zur Neuregelung der Sterbehilfe in der Bundesrepublik Deutschland ist von individuellen Ansichten geprägt. Aus diesem Grund findet die Neuregelung fraktionsübergreifend statt. Die auf der dieser Seite dargestellte Abbildung 2 visualisiert die wesentlichen Schritte der aktuellen Sterbehilfe-Diskussion im Bundestag. Sie dient einer kurzen Zusammenfassung der in den vorherigen Kapiteln dargestellten Debatte, sodass der Autor an dieser Stelle auf die Quellenzuordnung verzichtet.

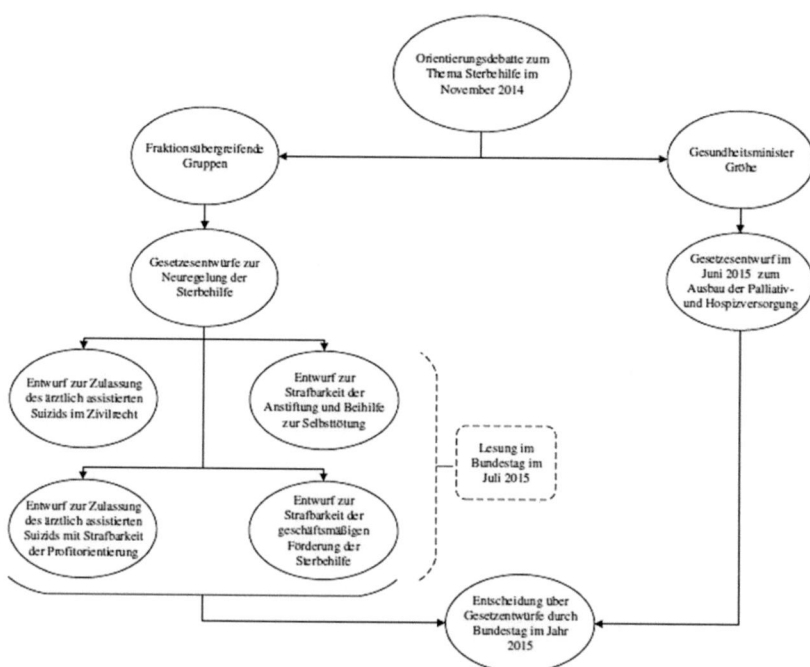

Abbildung 2: Aktuelle Sterbehilfe-Diskussion im Bundestag (eigene Erstellung)

5.3 Exemplarischer Gesetzesvorschlag zur Regelung des assistierten Suizids

Es liegen verschiedene fraktionsübergreifende Entwürfe zur Regelung des assistierten Suizids vor. Im Folgenden möchte der Autor lediglich einen konkreten Gesetzesvorschlag von Borasio et al. (2014, S. 21-24) vorstellen. Die dem Bundestag aktuell vorliegenden vier Gesetzesentwürfe sind zum Zeitpunkt des Literaturstudiums nicht einsehbar. Exemplarisch greift der Autor auf einen Gesetzesvorschlag zurück, der zuletzt in der Öffentlichkeit diskutiert wird (Maibach-Nagel, 2014).

In Anlehnung an die Ausführungen in Kapitel 4.2 und die unterschiedlichen Auffassungen eines würdevollen Sterbens in einer pluralistischen Gesellschaft möchten Borasio et al. (2014, S. 19-20) die Autonomie eines Patienten schützen und eine rechtliche Absicherung aller Beteiligten gewährleisten. Durch transparente Vorgehensweisen kommen Ärzte ihrer Beratungspflicht nach und der Patient wird vor äußeren Einflüssen in der Entscheidungsfindung (bspw. sozialer Druck) geschützt. In ihrem Gesetzesvorschlag verschärfen die Autoren das Strafrecht, lassen jedoch eindeutige Ausnahmen des assistierten Suizids zu.

Borasio et al. (2014, S. 22) schlagen vor, das Strafgesetzbuch in § 217 zu ändern. Sie möchten die Beihilfe zur Selbsttötung grundsätzlich verbieten. Neben dem grundsätzlichen Verbot dürfen Angehörige oder nahestehende Personen einer volljährigen Person bei einem freiverantwortlichen Suizid helfen. Die ärztliche Beihilfe zur Selbsttötung ist erlaubt, wenn sich der behandelnde Arzt in einem persönlichen Gespräch davon überzeugt, dass die Selbsttötung freiwillig und auch nach reiflicher Überlegung verlangt wird. Daneben muss der Arzt eine Erkrankung diagnostizieren, die nicht heilbar ist und zum Tode führt. Er muss seiner ärztlichen Beratungspflicht hinsichtlich Behandlungsalternativen (bspw. palliativmedizinische Möglichkeiten) nachkommen und mindestens einen weiteren Arzt hinzuziehen. Auch der zweite Arzt muss zu den gleichen Ergebnissen kommen und ein Gutachten anfertigen. Zwischen den ärztlichen Beratungsgesprächen und der tatsächlichen Beihilfe zur Selbsttötung müssen mindestens zehn Tage vergehen, um den Patienten erneut die Chance zu geben, über seinen Sterbewunsch nachzudenken. Unter der Gesamtheit der beschriebenen Voraussetzungen ermöglicht der Gesetzesvorschlag von Borasio et al. (2014, S. 22-23) eine Zulassung des assistierten Suizids in bestimmten Fällen. Sie übertragen dem Bundesministerium für Gesundheit die Aufgabe, die notwendige ärztliche Qualifikation, die Anforderungen an die Aufklärungspflicht sowie das notwendige Dokumentations- und Meldesystem zu regeln.

§ 217a StGB regelt die Werbung für die Beihilfe der Selbsttötung. Grundlegend wird jede Art von Werbung verboten, die dem Propagierenden einen Vermögensvorteil verschafft. Ebenso darf keine anstößige Werbung erfolgen, in der die Beihilfe zur Selbsttötung angeboten, angekündigt oder angepriesen wird (Borasio et al., 2014, S. 24). Von dem Werbungsverbot sind Ärzte ausgeschlossen, wenn die Aufklärung sachbezogen stattfindet und der Patient über Ärzte informiert wird, die eine Beihilfe zur Selbsttötung anbieten. Zuletzt ändern Borasio et al. (2014, S. 24) in ihrem Gesetzesvorschlag das Betäubungs-mittelgesetz. Neben den in Kapitel 2.1.4. beschriebenen gesetzlichen Regelungen des BtMG soll § 13 Abs. 1 BtMG ergänzt werden. Mithilfe eines zweiten Satzes begründen sie einen zulässigen Betäubungsmittelgebrauch. Sofern der Betäubungsmittelgebrauch unter den beschriebenen Voraussetzungen der ärztlichen Suizidbeihilfe nach § 217 Abs. 3 und 4 StGB stattfindet, wird die Strafbarkeit ausgeschlossen.

Insgesamt begründen Borasio et al. (2014, S. 26-27) ihren Gesetzesvorschlag damit, dass staatliche Institutionen in einer pluralistischen Gesellschaft „nicht mehr das richtige Leben (und das richtige Sterben) vorschreiben, sondern nur einen friedlichen und gerechten Ausgleich zwischen den unterschiedlichen Vorstellungen der Bürger gewährleisten" (Borasio et al., 2014, S. 26) sollten. Somit ist es Bürgern „auch nicht untersagt, ihren eigenen Tod herbeizuführen bzw. sich gegenseitig zu unterstützen" (Borasio et al., 2014, S. 26).

5.4 Einstellung der Bevölkerung zur Sterbehilfe

Im letzten Schritt zur Darstellung der aktuellen Sterbehilfe-Diskussion betrachtet der Autor die Einstellung der Bevölkerung zur Sterbehilfe. Er bezieht sich auf vier repräsentative Erhebungen seit dem Jahr 2005. Die Zielgruppen der stichprobenartigen Befragungen werden nicht beschrieben.

Im Oktober 2005 wertet das Forschungsinstitut Forsa die Meinungen der deutschen Bevölkerung zur aktiven Sterbehilfe aus. In ihrer Befragung von 1000 Personen scheint das Ergebnis eindeutig zu sein. 74 % der Befragten befürworten die Legalisierung der aktiven Sterbehilfe. Der Grund des eindeutigen Ergebnisses liegt in dem fehlenden Wissen zu den Möglichkeiten der Palliativmedizin. Die Befragten erhalten nach Abgabe ihrer ersten Stimme Informationen zu den Aufgabenbereichen und Möglichkeiten der Palliativmedizin. Inhaltlich wird den Befragten vermittelt, dass sich die Palliativmedizin mit einer „modernen Schmerztherapie kombiniert mit seelsorgerlicher und sozialer Begleitung" (Deutsche Hospizstiftung, 2005) beschäftigt, die das Selbstbestimmungsrecht wahrt und eine hohe Lebensqualität sichert. Folglich stimmen noch 35 % der Befragten für die Legalisierung der aktiven Sterbehilfe. 56 % verneinen die Legalisierung und plädieren für die Palliativmedizin. Es lassen sich geschlechtsspezifische Unterschiede feststellen. Während sich 40 % der Männer für die aktive Sterbehilfe aussprechen, sind es 31 % der Frauen, die die aktive Sterbehilfe befürworten (Deutsche Hospizstiftung, 2005).

Im August 2012 befragt die Deutsche Gesellschaft für Humanes Sterben (DGHS) 1003 Personen zu ihrer Einstellung zur ärztlichen Sterbebegleitung bzw. zum assistierten Suizid. 77 % der Befragten sprechen sich für eine gesetzliche Regelung aus, während sich 19 % gegen die Legalisierung des assistierten Suizids aussprechen. Besonders im Alter von 45-55 Jahren, stellt die DGHS (2012) fest, ist die Zustimmung mit 85 % am größten. Hiervon äußern 69 %, dass es Ärzten freigestellt sein sollte, ob und inwiefern sie eine Unterstützung beim Freitod gewähren. Zusammenfassend beschreibt die DGHS (2012), dass die Meinung der Bevölkerung zur Möglichkeit ärztlicher Suizidbegleitung „eindeutig positiv" (DGHS, 2012) ist.

Das Forschungsinstitut Forsa führt auch im Januar 2014 eine Meinungsumfrage bei 1005 Personen zum Thema Sterbehilfe durch. In ihrer ersten Befragung geht es darum, inwiefern sich die Befragten über die geltenden Regelungen der Sterbehilfe informiert fühlen. Die Mehrheit äußert, dass sie sich gut oder weniger gut informiert fühlen. Mit zunehmendem Alter, vor allem ab dem 45. Lebensjahr, äußern die Befragten, dass sie sich sehr gut oder gut informiert fühlen. Geschlechts- und altersunabhängig äußern 8 %, dass sie sich sehr gut informiert fühlen. 35 % fühlen sich gut und 41 % fühlen sich weniger gut informiert. Die übrigen 16 % geben an, sich überhaupt nicht informiert zu fühlen (Forsa, 2014). In einer zweiten Meinungsumfrage geht es darum, wie die Befragten dazu stehen, dass sich der Deutsche Bundestag mit dem Thema Sterbehilfe auseinandersetzt und eine gesetzliche Regelung treffen möchte. Das Ergebnis ist eindeutig. 79 % finden es gut, wenn sich der Deutsche Bundestag mit dem Thema beschäftigt, wohingegen 16 % äußern, dass sich der Bundestag nicht damit auseinandersetzen sollte. 5 % äußern sich nicht (Forsa, 2014). In ihrer dritten und letzten Frage zum Thema Sterbehilfe liegt der Fokus auf der aktiven

Sterbehilfe. Es geht darum, ob die aktive Sterbehilfe bzw. die ärztliche Hilfe bei der Selbsttötung als Möglichkeit im Falle einer schweren Erkrankung in Betracht gezogen wird. 70 % der Befragten bejahen die Frage, 22 % verneinen die aktive Sterbehilfe bzw. die ärztliche Hilfe bei der Selbsttötung. 8 % äußern sich nicht (Forsa, 2014).

Zuletzt erhebt das Meinungsforschungsinstitut YouGov im Auftrag der Zeit Online (2014) die Einstellung der deutschen Bevölkerung zur aktiven Sterbehilfe (Tötung auf Verlangen) und zur Beihilfe zur Selbsttötung. Die Zeit Online (2014) beschreibt ihr Ergebnis als eindeutig. Von 1014 Befragten sprechen sich 66 % für eine Legalisierung der Tötung auf Verlangen aus. 21 % äußern, dass die Tötung auf Verlangen nach wie vor strafbar bleiben sollte. 12 % machen keine Angabe. Daneben sprechen sich 72 % gegen ein Verbot der Beihilfe zur Selbsttötung aus. Neben den 17 %, die auch die Beihilfe zur Selbsttötung verbieten möchten, machen 12 % zur Befragung keine Angabe.

Zusammenfassend möchte der Autor festhalten, dass die durchgeführten Befragungen Ergebnisse liefern, die „Aufschluss über ein Thema [geben], das die Öffentlichkeit bewegt" (DGHS, 2012). Auch die deutsche Bevölkerung setzt sich mit den Themen auseinander, wie das Sterben aufgrund einer schweren Erkrankung erleichtert werden kann und inwiefern ein Arzt beim Freitod unterstützend wirken darf.

6. Kritische Auseinandersetzung des Autors mit den Ergebnissen der Literaturrecherche

Im Folgenden setzt sich der Autor mit den Ergebnissen der Literaturrecherche kritisch auseinander. Er stellt sowohl Proargumente (Kapitel 6.1) als auch Kontraargumente (Kapitel 6.2) zur Regelung der Sterbehilfe gegenüber und führt sie anschließend zusammen (Kapitel 6.3). „Klar ist: Aktive Sterbehilfe -die Tötung auf Verlangen- will niemand erlauben. Kontrovers diskutiert wird unter anderem die Beihilfe zum Suizid und damit verbunden auch die Regelung der Zulassung des ärztlich assistierten Suizids" (Sitte, 2014). Die kritische Auseinandersetzung führt letztlich zu einer individuellen Interpretation der Ergebnisse.

6.1 Argumente für die Regelung der Beihilfe zur Selbsttötung

„Wir bezahlen den Traum vom langen Leben mit dem Alptraum des langen Sterbens" (Hein, 2015). Befürworter des assistierten Suizids versuchen mit ihren Argumenten die Argumente der Gegner außer Kraft zu setzen. Hierzu zitieren sie Art. 1 GG, indem sie die Menschenwürde als oberstes Gebot aller Gesetze darstellen. Das Würdegebot und die damit einhergehende Patientenautonomie/ Selbstbestimmung setzen voraus, dass Möglichkeiten der Beihilfe zur Selbsttötung existieren, sofern schwerkranke Patienten ihren Sterbewunsch äußern. Andernfalls kann ein Patient hinsichtlich seines Suizidwillens nicht autonom handeln (Thöns, 2015, S. 73). Befürworter schildern, dass der assistierte Suizid, vor allem der ärztlich assistierte Suizid, bundeseinheitlich geregelt sein muss. Erst dann herrscht eine Rechtssicherheit. Ziel ist das Beenden von unqualifizierten Suizidvereinen und –methoden (Borasio et al., 2014, S. 14-17). Nicht selten greifen schwerkranke Patienten auf qualvolle Methoden zurück, indem sie sich erhängen, erschießen, sich vor ein bewegliches Objekt stürzen (bspw. einen Zug), von einer großen Höhe springen oder vergiften (Thöns, 2015, S. 73). Es geht darum, sterbewilligen Patienten eine fachkundige Hilfe durch Ärzte zu ermöglichen und ihren Patientenwunsch als Teil des Selbstbestimmungsrechts und der Menschenwürde anzuerkennen (Baezner, 2013). Es dürfen kein Zwang zum Leben und kein Zwang zum Sterben existieren. Die Leidenslinderung darf hierarchisch nicht unter dem Lebensschutz stehen. Es muss deutlich sein, dass der Suizid nicht interessensbestimmt seitens der Angehörigen und Ärzte in Erwägung gezogen wird. Das wird aufgrund der gesetzlichen Regelung zur

Aufklärungspflicht der Ärzte vermieden. Dadurch, dass die Tatherrschaft bei einem assistierten Suizid kontinuierlich bei dem Patienten selbst liegt und nicht, wie bei der aktiven Sterbehilfe, bei einer anderen Person, ist die Abgrenzung der beiden Sterbehilfeformen eindeutig. Eine Regelung des assistierten Suizids erhöht die Hemmschwelle zur tatsächlichen Durchführung, sodass letztlich das Dammbruch-Argument gänzlich außer Kraft gesetzt wird. Es werden Berichte und Studien aus anderen Ländern eingebunden (Taupitz, 2014). Es ist ärztliche Aufgabe, Patienten zu helfen. Taupitz (2014) erklärt, dass auch die Palliativmedizin Grenzen hat. Sofern die palliativmedizinischen Möglichkeiten ausgeschöpft sind, der Patient weiter leidet und seinen Sterbewunsch äußert, sollten Ärzte Rechtssicherheit in ihrer Beihilfe zur Selbsttötung haben. Vorrangig muss dem Patienten die Entscheidung überlassen werden, ob er sich für den Freitod entscheidet oder nicht. Feststeht, dass wenn die Beihilfe zur Selbsttötung nicht gesetzlich geregelt wird und weiterhin Rechtsunsicherheit besteht, Betroffene in das Nachbarland Schweiz fahren. Dort wird Suizidbeihilfe geleistet. Nun stellt sich die Frage, ob es das Ziel ist, deutsche Bürger ins Ausland gehen zu lassen, um dort würdevoll sterben zu können (Baezner, 2013; Taupitz, 2014). Grundlegend möchten auch die Befürworter der Beihilfe zur Selbsttötung keine Verpflichtung der Ärzte erreichen. Ärzte können anhand ihres Gewissens entscheiden, ob sie ärztliche Beihilfe zur Selbsttötung gewähren. Während der gesamten Diskussion stehen der Patient und der Arzt im Mittelpunkt. Sofern Angehörige miteinbezogen werden, wird deutlich, dass sie besser mit einem geplanten Suizid umgehen können, als dass sich der Angehörige plötzlich und unangekündigt das Leben nimmt. Alle Beteiligten haben die Möglichkeit, Abschied zu nehmen. Spätere Schuldvorwürfe werden vermieden und die Trauerbelastung sinkt (Borasio et al., 2014, S. 71).

6.2 Argumente gegen die Regelung der Beihilfe zur Selbsttötung

Gegner der Beihilfe zur Selbsttötung argumentieren ebenfalls mit dem Begriff „Selbstbestimmung". Ihnen zufolge ist „nicht das abgebrochene, sondern das zu Ende gelebte Sterben – an der Hand, nicht durch die Hand von Angehörigen [und Ärzten]" (Spieker, 2015) Ausdruck der Selbstbestimmung. Die Legalisierung der Suizidbeihilfe spricht, durch den Einbezug eines Suizidhelfers, gegen das Selbstbestimmungsrecht eines Menschen. Der Gesetzesvorschlag von Borasio et al. (2014, S. 21-24; Kapitel 5.4) sieht vor, dass zwei voneinander unabhängige Ärzte die Bedingungen einer Suizidbeihilfe als erfüllt beschreiben. Somit ist die Durchführung abhängig von zwei Ärzten und folglich nicht mehr Aspekt der Selbstbestimmung (Spieker, 2015). Weiterhin betonen Spieker (2015) und Thöns (2015), dass der soziale Druck auf Schwerkranke rapide ansteigt, sofern die Beihilfe zur Selbsttötung gesetzlich geregelt wird. Für schwerkranke, alte Menschen gibt es dann zwei rechtlich legitime Möglichkeiten: Leben oder Sterben. Wie auch in anderen Situationen müssen sich Menschen für eine Entscheidung rechtfertigen. Durch den entstehenden Druck und die Meinung, dass ein kranker, alter Mensch eine medizinische, pflegerische oder finanzielle Belastung darstellt, entscheiden sich mehr schwerkranke Patienten für die Suizidbeihilfe als es bisher der Fall ist. Die beschriebene Dammbruchgefahr wird durch Spieker (2015) erweitert. Der Schritt zur aktiven Sterbehilfe ist nicht fern. Bereits in anderen Ländern ist der Suizid nicht vollends erfolgreich verlaufen. Im Jahr 2013 müssen Ärzte 43 Patienten ein tödliches Medikament verabreichen, da während des Suizids Probleme auftreten (Spieker, 2015). In Momenten, in denen sich Schwerkranke rechtfertigen müssen oder der Arzt aktiv Sterbehilfe leistet, lassen sich Parallelen im Handlungsablauf zur Euthanasie im Nationalsozialismus feststellen. Das gilt es unbedingt zu vermeiden. Um solche Probleme zu umgehen, hebt Sitte (2014) hervor, dass die Palliativmedizin ausreichende Möglichkeiten im Sterbeprozess bietet. Die Maßnahmen der indirekten Sterbehilfe (Kapitel 2.1.3 & 2.2.3) reichen hin bis zu einer palliativen Sedierung. Der Patient befindet sich demnach in einem dauerhaften Schlafzustand und erleidet keine Qualen. Die aktuell bestehende Rechtsunsicherheit zieht Vorteile mit sich. Sowohl Patienten als auch Ärzte haben eine deutliche Hemmschwelle zur Suizidbeihilfe. Ärzte haben oft Bedenken, wenn sie einem Patienten starke symptomlindernde Medikamente verschreiben oder eine Behandlung unterlassen. Diese Bedenken werden verstärkt, wenn das Gesetz die ärztliche Suizidbeihilfe erlaubt. Ärzte befinden sich folglich oft in einem Gewissenskonflikt mit ihrem ursprünglichen Berufsethos (Sitte, 2014).

6.3 Abwägung der Argumente und eigene Stellungnahme des Autors

In diesem Kapitel wägt der Autor sowohl Argumente für als auch gegen die Regelung der Sterbehilfe aus seiner Sicht ab und kommt zu einer individuellen Stellungnahme. Die folgenden Erläuterungen stellen eine subjektive Beschreibung dar.

Zu Beginn des Literaturstudiums ist der Autor der festen Überzeugung, dass eine Regelung der Beihilfe zur Selbsttötung ausnahmslos wünschenswert ist. Besonders ausschlaggebend ist für den Autor das Argument der Menschenwürde. Niemand darf einem schwerkranken Menschen vorschreiben, wann und wie er zu sterben hat. Der Wunsch nach einem Freitod sowie dessen Umsetzung sind Aspekte der Patientenautonomie und in jedem Fall zu wahren. Im Sinne der Menschenwürde ist es für den Autor ebenso bedeutsam, dass Leiden gelindert werden. Sofern eine palliativmedizinische Versorgung nicht ausreicht, darf nicht davon ausgegangen werden, dass jeder Patient unter Leiden weiterleben möchte. Wenn der Autor von einer sogenannten Freitodbeihilfe spricht, ist die Abgrenzung zur aktiven Sterbehilfe eindeutig. Somit ist das Argument des fließenden Übergangs zur aktiven Sterbehilfe unter Bezugnahme der Euthanasie im Nationalsozialismus kein wirksames Kontraargument. Die Folgen eines Dammbruchs sind nicht gänzlich absehbar. Im Rahmen des Literaturstudiums findet der Autor einige Berichte aus anderen Ländern, in denen die Beihilfe zur Selbsttötung gesetzlich geregelt ist. Ihnen zufolge lassen sich keine negativen Konsequenzen aufzählen. Betrachtet der Autor die ärztliche Beihilfe, erfährt er einen starken Lernzuwachs. Allein die bundesuneinheitliche Regelung ist für den Autor ein Signal, dass eine Neuregelung der Sterbehilfe notwendig ist. Auch wenn ein Großteil der Ärzteschaft die Sterbehilfe aufgrund ihres Berufsethos und des hippokratischen Eides ablehnt, sieht der Autor die Sterbehilfe durchaus als ärztliche Aufgabe. Voraussetzung ist, dass die Beihilfe zur Selbsttötung durch den Arzt selbst vertreten wird und zu keiner Pflicht wird. Besonders der hippokratische Eid ist in der heutigen Zeit nicht mehr mit der früheren Medizin zu vergleichen. Ärzte besitzen das notwendige Hintergrundwissen, einem Patienten bei der Selbsttötung zur Seite zu stehen. Das Arzt-Patienten-Verhältnis wird im Falle der Beihilfe gestärkt, da der Patient seinen Arzt auch im Falle eines Sterbewunsches aufsuchen kann. Patienten sind folglich nicht mehr gezwungen, im Falle eines Sterbewunsches bspw. in die Schweiz zu fahren. Sie können sich von ihren Angehörigen verabschieden und auch in der häuslichen Umgebung friedlich sterben.

Qualen, ein fremdes Land, ein fremder Arzt und ein fremdes Bett bleiben den sterbenden Patienten erspart.

Zusammenfassend möchte der Autor für eine Neuregelung der Sterbehilfe plädieren. Sein Anliegen ist es keineswegs, die aktive Sterbehilfe, die Tötung auf Verlangen, zu legalisieren. Ihm geht es um eine zeitgerechte, der heutigen Medizin angepassten Möglichkeit, Leiden zu vermeiden und zu beheben. Die Beihilfe zur Selbsttötung sollte kein „Alltagsgeschäft" werden. Sie sollte insofern gesetzlich neu geregelt werden, dass es Ärzten in Ausnahmefällen erlaubt ist, Beihilfe zu leisten.

7. Fazit

Wie in der Einleitung beschrieben, soll die Bachelorarbeit einen Beitrag dazu leisten, ein einheitliches Verständnis des Sterbehilfe-Komplexes zu fördern und die geschichtliche sowie die aktuelle Sterbehilfe-Diskussion darzustellen. Für eine sachliche Diskussion und die anstehende Bundestagsdebatte zum Thema Sterbehilfe ist die Verwendung einheitlicher Termini obligatorisch. Erst wenn ein einheitlicher Ausgangspunkt geschaffen wird, können gesetzliche Neuregelungen vorgenommen werden. Fragwürdig bleibt, ob die historische Entwicklung der Sterbehilfe in Deutschland und vor allem die Geschehnisse in der Zeit des Nationalsozialismus als aussagekräftige Argumente gegen eine gesetzliche Neuregelung der Sterbehilfe bestehen bleiben können. Zwar prägen die Taten aus der NS-Zeit die heutige Diskussion, dennoch ist Deutschland in der gesetzlichen Regelung der Sterbehilfe nicht so weit wie andere Länder. Eine gesetzliche Neuregelung des (ärztlich) assistierten Suizids beinhaltet zum einen Risiken, die nicht gänzlich vorhersehbar sind und zum anderen Perspektiven für Patienten in positiver Hinsicht. Patienten, die aufgrund einer chronischen, zum Tode führenden Erkrankung Angst vor Qualen oder lebensunwürdigen Bedingungen haben, empfinden die Perspektive eines (ärztlich) assistierten Suizids als erleichternd. Bedeutend ist, dass der Patient in allen Diskussionen im Fokus steht. Wie aktuell, wird die Sterbehilfe bereits in den vergangenen Jahren heterogen und kontrovers diskutiert. Ausgehend von verschiedenen Ansichten, wie das Sterben ermöglicht werden soll, wird es immer Befürworter und Gegner der Sterbehilfe geben. Beide Positionen haben durch ihre Argumentationen einen starken Einfluss auf die gesetzliche Neuregelung. Unter der Betrachtung, dass bis heute keine einheitlichen standesrechtlichen Regelungen des (ärztlich) assistierten Suizids getroffen werden, kommt der Autor zu dem Schluss, dass die strikte Abwehrhaltung der Sterbehilfegegner und die Argumentation der Ärzteschaft äußerst gewichtig sind. Durch den zunehmenden Druck der Befürworter und aufgrund der vorliegenden Gesetzesentwürfe im Bundestag folgt noch im Jahre 2015 eine gesetzliche Neuregelung der Sterbehilfe. Es gilt abzuwarten, ob und wie der Gesetzgeber die Sterbehilfe in der Bundesrepublik Deutschland dann bundeseinheitlich regelt.

Literaturverzeichnis

Aly, Götz (2013). *Die Belasteten. Euthanasie 1939-1945. Eine Gesellschaftsgeschichte*, (Bd. 1375). Frankfurt am Main: S. Fischer.

Arens, C. (2014). Debatte um Sterbehilfe nimmt Fahrt auf. Verfügbar unter: http://www.rundschau-online.de/politik/bundesregierung-debatte-um-sterbehilfenimmt-fahrt-auf,15184890,28435958.html [21.04.2015]

Baezner, E. (2013). Sterbehilfe auf Verlangen: Assistierter Suizid ethisch vertretbar?. Verfügbar unter: http://www.dghs.de/fileadmin/user_upload/Dateien/PDF/Aerztliches_Journal_Onkologie_Ausgabe_32013.pdf [04.05.2015]

Beauchamp, T. L. & Childress, J. F. (2009). *Principles of biomedical Ethics*. Oxford: University Press.

Benzenhöfer, U. (2009). *Der gute Tod? Geschichte der Euthanasie und Sterbehilfe*. Göttingen: Vandenhoeck & Ruprecht.

Binding, K. & Hoche, A. (1920). *Die Freigabe der Vernichtung lebensunwerten Lebens: Ihr Maß und ihre Form*. Berlin: Berliner Wirtschaftsverlag.

Birnbacher, D. (2010). Die ärztliche Beihilfe zum Suizid in der Standesethik. In F. Thiele (Hrsg.), *Aktive und passive Sterbehilfe. Medizinische, rechtswissenschaftliche und philosophische Aspekte* (2., überarbeitete Auflage), (S. 69-84). München: Wilhelm Fink.

Borasio, G. D., Jox, R. J., Taupitz, J. & Wiesing, U. (2014). *Selbstbestimmung im Sterben – Fürsorge zum Leben. Ein Gesetzesvorschlag zur Regelung des assistierten Suizids* (1. Auflage). Stuttgart: W. Kohlhammer.

Bundesärztekammer & Kassenärztliche Bundesvereinigung (1998). Grundsätze der Bundesärztekammer zur ärztlichen Sterbebegleitung. *Deutsches Ärzteblatt 95, Heft 39*. Verfügbar unter: http://www.aerzteblatt.de/archiv/13330/Grundsaetze-der-Bundesaerztekammer-zur-aerztlichen-Sterbebegleitung [22.04.2015]

Bundesärztekammer & Kassenärztliche Bundesvereinigung (2011). Grundsätze der Bundesärztekammer zur ärztlichen Sterbebegleitung. *Deutsches Ärzteblatt 108, Heft 7*.

Verfügbar unter: http://www.bundesaerztekammer.de/fileadmin/user_upload/downloads/
Sterbebegleitung_17022011.pdf [05.05.2015]

Deutscher Bundestag (2014). Emotionale Debatte über Sterbehilfe im
Bundestag.Verfügbar unter:
http://www.bundestag.de/dokumente/textarchiv/2014/kw46_de_sterbebegleitung/ 339436
[17.06.2015]

Deutsche Gesellschaft für Humanes Sterben (DGHS), (2012). 77 Prozent der Bevölkerung
befürworten Möglichkeit der ärztlichen Freitodhilfe. Verfügbar unter:
http://www.dghs.de/fileadmin/user_upload/Dateien/PDF/Forsa-Umfrage_2012-w.pdf
[01.05.2015]

Deutsche Hospiz Stiftung (2005). Was denken die Deutschen wirklich über Sterbehilfe?.
Verfügbar unter: https://www.stiftung-patientenschutz.de/uploads/files/pdf/
stellungnahmen/31.pdf [01.05.2015]

Deutsche Stiftung Patientenschutz für Schwerstkranke, Pflegebedürftige und Sterbende
(2015). Assistierter Suizid. Verfügbar unter: https://www.stiftungpatientenschutz.
de/themen/assistierter-suizid [25.03.2015]

Düwell, M. (2008). *Bioethik. Methoden, Theorien und Bereiche*. Stuttgart: J. B. Metzler.

Dworkin, R., Nagel, T., Nozik, R., Rawls, J., Scanlon, T. & Thomson, J. J. (1977). Hilfe
zum Selbstmord: Das Resümee des Philosophen. In U. Wiesing (2012, Übersetzung)
(Hrsg.), *Ethik in der Medizin* (S. 268-270). Stuttgart: Reclam.

Fittkau, L. & Gehring, P. (2008). Zur Geschichte der Sterbehilfe. Verfügbar unter:
http://www.bpb.de/apuz/31454/zur-geschichte-der-sterbehilfe?p=all [21.04.2015]

Flaßpöhler, S. (2007). *Mein Wille geschehe. Sterben in Zeiten der Freitodhilfe* (1.
Auflage). Berlin: Wolf Jobst Siedler.

Forsa (2014). Meinungen zum Thema Sterbehilfe. Verfügbar unter:
http://www.dak.de/dak/download/Forsa-Umfrage_zur_Sterbehilfe-1358250.pdf?
[01.05.2015]

Frieß, M. (2010). *Sterbehilfe. Zur theologischen Akzeptanz von assistiertem Suizid und aktiver Sterbehilfe*. Stuttgart: W. Kohlhammer.

Gavela, K. (2013). *Ärztlich assistierter Suizid und organisierte Sterbehilfe*. Berlin: Springer.

Hohendorf, G. (2013). *Der Tod als Erlösung vom Leiden. Geschichte und Ethik der Sterbehilfe seit dem Ende des 19. Jahrhunderts in Deutschland*. Göttingen: Wallstein.

Jox, R. J. (2013). Sterbehilfe. Verfügbar unter: http://www.bpb.de/gesellschaft/umwelt/ bioethik/160275/sterbehilfe [22.04.2015]

Koch, C. (2006). Zur Rolle der Pflege im aktuellen Veränderungsprozess der Sterbesituationen und im gesellschaftspolitischen Diskurs – Ein deutsch niederländischer Vergleich. In C. Giese, C. Koch & D. Siewert (Hrsg.), *Pflege und Sterbehilfe. Zur Problematik eines (un-)erwünschten Diskurses*. Frankfurt am Main: Mabuse.

Koch, H.-G. (1991). Bundesrepublik Deutschland. In A. Eser und H.-G. Koch (Hrsg.), *Materialien zur Sterbehilfe. Eine internationale Dokumentation* (S. 31-193). Freiburg im Breisgau: Eigenverlag Max-Planck-Institut für ausländisches und internationales Strafrecht.

Kuhse, H. (1994). *Die „Heiligkeit des Lebens" in der Medizin. Eine philosophische Kritik*. Erlangen: Harald Fischer.

Lohmann, T. (1975). *Euthanasie in der Diskussion. Zu Beiträgen aus Medizin und Theologie seit 1945*. Düsseldorf: Patmos.

Maibach-Nagel, E. (2014). Gesetzentwurf zur Regelung des assistierten Suizids vorgelegt. In Deutsches Ärzteblatt (Hrsg.). Verfügbar unter: http://www.aerzteblatt.de/nachrichten/59877/Gesetzentwurf-zur-Regelung-desassistierten-Suizids-vorgelegt [15.01.2015]

Mitscherlich, A. & Mielke, F. (1947). *Das Diktat der Menschenverachtung*. Heidelberg: Lambert Schneider.

Mitteldeutscher Rundfunk, MDR (2015). Vier Anträge zur Sterbehilfe im Bundestag. Lauterbach wirbt für selbstbestimmtes Sterben. Verfügbar unter: http://www.mdr.de/nachrichten/sterbehilfe-gesetze-bundestag100.html [17.06.2015]

Nationaler Ethikrat (2006). Stellungnahme zur Sterbebegleitung vorgelegt. *Infobrief, 02/06.* S. 2-5. Verfügbar unter: http://www.ethikrat.org/dateien/pdf/infobrief-02-06.pdf [19.04.2015]

Schildmann, J., Dahmen, B. & Vollmann, J. (2015). Ärztliche Handlungspraxis am Lebensende. *Deutsche Medizinische Wochenzeitschrift, 2015,* S. 34, e1-e6. doi: 10.1055/s-0034-1387410

Schneider, G. & Toyka-Seid, C. (2013). Euthanasie. Verfügbar unter: http://www.bpb.de/nachschlagen/lexika/das-junge-politiklexikon/161074/euthanasie [20.04.2015]

Schwetje, S. (2015). Bundestag berät über Sterbehilfe. Vorschläge zur Hilfe gehen auseinander. Verfügbar unter: http://www.n-tv.de/politik/Vorschlaege-zur-Hilfegehen-auseinander-article15322371.html [17.06.2015]

Singer, P. (1979). Practical Ethics. In O. Bischoff, J. C. Wolf (1994, Übersetzung). *Praktische Ethik* (2. überarbeitete und erweiterte Auflage). Ditzingen: Reclam.

Sitte, T. (2014). Sollen Ärzte Beihilfe zum Suizid leisten dürfen? Verfügbar unter: http://www.stern.de/gesundheit/sterbehilfe-debatte-sollen-aerzte-beihilfe-zumsuizid-leisten-duerfen-2152300.html [04.05.2015]

Sitte, T. (2013). Sterbehilfe auf Verlangen: Assistierter Suizid ethisch vertretbar? Verfügbar unter: http://www.dghs.de/fileadmin/user_upload/Dateien/ PDF/Aerztliches_Journal_ Onkologie_Ausgabe_32013.pdf [04.05.2015]

Spieker, M. (2015). Probleme und Folgen ihrer Legalisierung. Beihilfe zum Suizid?. Verfügbar unter: http://rotary.de/gesellschaft/beihilfe-zum-suizid-a-7171.html [04.05.2015]

Taupitz, J. (2014). Sollen Ärzte Beihilfe zum Suizid leisten dürfen? Verfügbar unter: http://www.stern.de/gesundheit/sterbehilfe-debatte-sollen-aerzte-beihilfe-zumsuizid-leisten-duerfen-2152300.html [04.05.2015]

Thiele F. (Hrsg.). (2010). Aktive Sterbehilfe. Eine kritische Prüfung einiger moralphilosophischer Einwände. In F. Thiele (Hrsg.), *Aktive und passive Sterbehilfe. Medizinische, rechtswissenschaftliche und philosophische Aspekte* (2., überarbeitete Auflage), (S. 11-30). München: Wilhelm Fink.

Thöns, M. (2015). Wird Suizid-Beihilfe nun verboten? *Die Schwester Der Pfleger, 54,* S. 71-73. doi: 0340-5303.

Vogt, M. (2015). Noch dieses Jahr. Bundestag will Sterbehilfe neu regeln. In Focus Online. Verfügbar unter: http://www.focus.de/politik/deutschland/gesellschaftpraesident-der-bundesaerztekammer-gegen-assistierten-suizid_id_4755873.html [17.06.2015]

Wied, S. & Warmbrunn, A. (2007). *Pschyrembel* (2. überarbeitete und erweiterte Auflage). Berlin: de Gruyter.

Wolfslast, G. & Conrads, C. (Hrsg.). (2001). *Textsammlung Sterbehilfe*. Berlin: Springer.

Wüller, J., Krumm, N., Hack, K. & Reinecke-Bracke, H. (2014). *Palliativpflege* (1. Auflage). München: Elsevier.

Zeit Online (2014). Tötung auf Verlangen: Mehrheit der Deutschen befürwortet aktive Sterbehilfe. Verfügbar unter: http://www.zeit.de/politik/deutschland/2014-01/Sterbehilfe-YouGov-Umfrage [01.05.2015]

Zülicke, F. (2005). *Sterbehilfe in der Diskussion. Eine vergleichende Analyse der Debatten in den USA und Deutschland* (Band 12). Münster: Lit.